Gesund mit Maria Treben – **Männerkrankheiten**

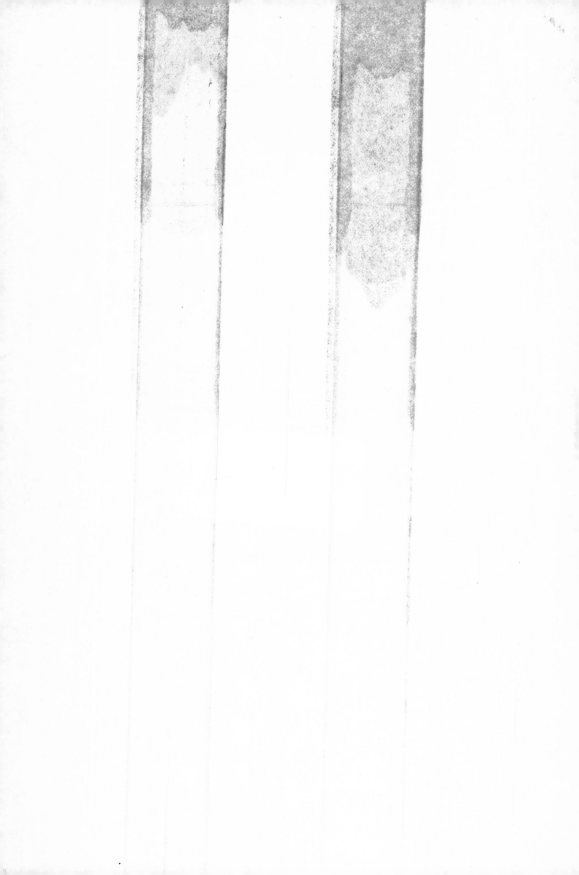

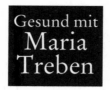

Männerkrankheiten

Vorbeugen – erkennen – heilen

ENNSTHALER VERLAG, A-4402 STEYR

2. Auflage 1998

ISBN 3 85068 419 9

Inhalt

Vorwort

Liebe Leser,

vor Ihnen liegt das jüngste Buch einer neuen Reihe über Männerkrankheiten. Hiebei handelt es sich um ein völlig neu überarbeitetes und ergänztes Werk. Neben den Tips zur Heilkräuteranwendung bei Krankheiten finden Sie in diesem Buch auch Heilerfolge, ein Kapitel über Bäder und Güsse, Tips zur Vorbeugung von Krankheiten, Wissenswertes über Heilkräuter und Hausmittel als auch ein Heilkräuterverzeichnis. Im Hauptteil finden Sie die jeweiligen Erkrankungen in alphabetischer Reihenfolge angeführt. Damit ist es Ihnen leicht möglich, die gewünschte Stelle rasch aufzufinden. Nachfolgend sind die bisher wichtigsten Heilerfolge bei Männerkrankheiten angeschlossen.

Grundlage dieses Buches ist das von Maria Treben über viele Jahre hinweg publizierte Wissen über Heilkräuter. Es ist schon mehr als zehn Jahre her, daß sie das Buch „Gesundheit aus der Apotheke Gottes" herausgegeben hat. Bis zum heutigen Tage wurden mehr als sechs Millionen Exemplare dieses Buches verkauft, das in viele Fremdsprachen übersetzt wurde und Maria Treben zu einer weltweit anerkannten Heilkräuter-Expertin machte. An dieser Stelle sei besonders auf die in diesem Buch befindliche Kurzbiographie hingewiesen.

Beachten Sie jedoch, daß bei Vorhandensein von Krankheitssymptomen es unerläßlich ist, einen Arzt rechtzeitig aufzusuchen und zur Erstellung einer Diagnose zu Rate zu ziehen. Ohne ärztliche Diagnose würden Sie Ihre Gesundheit unnötig gefährden. Ziehen Sie Ihren Arzt ins Vertrauen, wenn Sie auf Heilkräuter zurückgreifen. Es gibt bereits viele Ärzte, die die Heilkraft der Kräuter nutzbringend anzuwenden wissen. Die Autoren waren bemüht, alle gesammelten Erfahrungen über Männerkrankheiten niederzuschreiben. Über viele andere wichtige Bereiche erscheinen ebenfalls Bücher dieser Reihe, die Ihnen sicher hilfreiche Nachschlagewerke sein werden.

Zum Abschluß möchten Sie die Autoren noch bitten, keine Kräuterbestellungen zu ordern, da wir keinen Kräuterversand haben. Wir betreiben keine Heilpraxis und nehmen auch keine Besuche oder Anrufe entgegen. Auch ist es nicht möglich, schriftliche Auskünfte oder Behandlungsvorschläge zu geben.

Erzielen Sie mit den vorgeschlagenen Behandlungsmethoden Heilerfolge, würden wir uns freuen, wenn Sie uns davon brieflich verständigen würden, da in neuen Auflagen dieses Werkes Ergänzungen erfolgen, und somit vielen Menschen Mut zugesprochen werden kann.

„So bin ich bestrebt, die Menschen nicht nur auf Heilkräuter und ihren Kräften hinzuweisen, sondern vor allem auf die Allmacht des Schöpfers, in dessen Händen unser Leben geborgen liegt und der es annimmt. Bei Ihm suchen wir Hilfe und Trost, in schwerer Krankheit demütig und andächtig Kräuter aus seiner Apotheke. An Ihm liegt es, uns zu führen und zu beschenken und unser Leben zu lenken nach seinem Willen!"

Zitat, Maria Treben

Steinerkirchen/Traun, im Herbst 1994
Autorengemeinschaft Treben

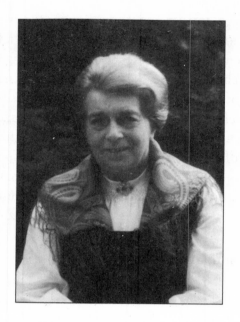

„Es gibt einen Jungbrunnen für jedermann: Morgens zeitig aufstehen, um der Arbeit ohne Hast nachzukommen, denn »Morgenstund hat Gold im Mund«. Da fließt die Arbeit munter im Gleichmaß von der Hand. Man beginnt sein Tagewerk voll innerer Fröhlichkeit, die sich auch der Seele mitteilt. Wer sollte da seinem Leben nicht gewachsen sein, wer sollte dabei nicht jung bleiben."

Maria Treben

Wissenswertes über Heilkräuter

Bestimmung der Heilkräuter

Wenn Sie sich auf die Suche nach den Heilkräutern aus dem Garten Gottes begeben, erweisen Sie Ihrer Gesundheit bereits einen großen Dienst. Denn Sie bewegen sich, abseits von Ballungszentren und dicht befahrenen Straßen, in der freien Natur. Mit der Zeit werden Sie feststellen, wie wohltuend Ihr Körper dies empfindet und wie stark sein Verlangen nach diesen ausgedehnten Spaziergängen ist. Wer sich ganz neu mit Heilkräutern beschäftigt, sollte sich zunächst auf die Erforschung der Natur beschränken. Suchen Sie an den beschriebenen Stellen nach den Heilpflanzen, bestimmen Sie die Pflanzen und lernen Sie auf diese Weise Ihre nähere Umgebung kennen. Wer sich auf sein eigenes Urteilsvermögen nicht verlassen will, sollte an Kräuterwanderungen unter fachkundiger Leitung teilnehmen, um seine praktischen Erfahrungen zu sammeln. Dabei geht es nicht so sehr um eine Gefährdung der eigenen Gesundheit, als um den Schutz der Natur. Viele Heilpflanzen stehen unter Naturschutz, manche Kräuter, den heilsamen zum Verwechseln ähnlich, sind nutzlos und sollten nicht grundlos gepflückt werden. Erst wenn Sie die nötige Sicherheit in der Bestimmung der Pflanzen besitzen, sollten Sie zum Sammeln aufbrechen.

Sammeln der Heilkräuter

Frische Kräuter, deren Heilkraft die von getrockneten übersteigt, findet man von Ende Februar bis Ende November. Während eines milden Winters findet man sogar Spitz- und Breitwegerich, Labkraut und Schöllkraut frisch in der Natur. Nach Möglichkeit sollte man die Kräuter an einem sonnigen Tag pflücken, weil die Heilkraft der Pflanze dann am größten ist. Achten Sie außerdem darauf, daß die Pflanzen an wenig verschmutzten Stellen und abseits von verkehrsreichen Straßen und Industrieanlagen gewachsen sind. Die Pflanzen werden mindestens zwei Finger breit über dem Boden abgeschnitten und nicht mit den Wurzeln herausgerissen! Am besten eignet sich zum Sammeln ein Weidenkorb oder eine Papiertasche. Ungeeignet sind Plastiktaschen. Und noch eine Bitte: Halten Sie beim Sammeln maß!

Beachten Sie, daß in Naturschutzgebieten das Pflücken und Sammeln von Blumen und Kräutern verboten ist, um diese besonders schönen und schutzwürdigen Plätze zu erhalten. Sie sollten sich unbedingt an das Verbot halten!

Aufbewahrung der Kräuter

Soweit möglich, verwendet man die Kräuter frisch. Aus dem mit Maß gesammelten Überschuß legt man einen Vorrat an. Die Kräuter werden klein geschnitten und möglichst ungewaschen getrocknet. Dazu legt man die Kräuter auf saubere Tücher oder Packpapier und läßt sie an einer schattigen, luftigen Stelle trocknen. Sind die Kräuter strohtrocken, füllt man sie in Pappkartons, Papiertüten oder dunkle Gläser. Blechdosen, Plastikbehälter und -tüten sind ungeeignet. Für die Teezubereitung eignen sich getrocknete Kräuter ein ganzes Jahr. Restbestände, die länger als ein Jahr lagern, eignen sich auf alle Fälle noch für Kräuterbäder.

Wichtiger Hinweis: Sollten die Rezepte, Tees, Essenzen und Bäder keine Wirkung zeigen, müßte man einen Pendler oder Rutengänger zuziehen, der die Wohnung und den Arbeitsplatz nach geopathischen Feldern absucht. Mit seiner Hilfe können strahlungsfreie Stellen gefunden werden, auf die man z. B. Bett oder Schreibtisch stellt, um den Patienten dieser Strahlung nicht länger auszusetzen.

Gebrauch und Zusammenstellung von Kräutern

Bei Teemischungen brauchen Sie sich keinen Einschränkungen zu unterwerfen, selbst wenn die verwendeten Kräuter die unterschiedlichsten Krankheiten bekämpfen sollen. Die Heilkräuter stehen nicht in Konkurrenz zueinander, können sich also in ihrer Wirkung auch nicht gegenseitig aufheben, wenn sie gleichzeitig eingenommen werden. Auch die vorgeschlagenen Teemengen sind völlig unbedenklich, denn die Niere benötigt pro Tag ca. zwei Liter Flüssigkeit. Deshalb aber jetzt Kräutertees in rauhen Mengen zu trinken, wäre das andere zu vermeidende Extrem. Heilkräuter wollen mit Maß angewendet werden. Mengenmäßig mehr Kräuter im Tee, im Voll- oder Sitzbad bringen nicht mehr Heilung. Viel wichtiger ist die Änderung der gefühlsmäßigen Einstellung auf die Heilwirkung unserer Kräuter. Beschäftigen Sie sich mehr mit Ihrem Körper, horchen Sie in sich hinein, öffnen Sie sich der Heilwirkung, anstatt sich seelisch und geistig völlig von der Krankheit beherrschen zu lassen. Ihre innere, gefühlsmäßige Haltung ist genauso wichtig für den Heilerfolg wie die richtige Dosierung und Anwendung der Heilkräuter.

Die Gewichtsangaben bei den Rezepten beziehen sich stets auf getrocknete Kräuter, die Sie in Apotheken, Heilkräutergeschäften und Reformhäusern kaufen können. Wer sich die Mühe macht, frische Heilkräuter zu sammeln – deren Heilkraft die von getrockneten Kräutern übertrifft – nimmt anstatt des als Dosierung angegebenen Teelöffels so viele frische Kräuter wie die Finger einer Hand fassen können. Dabei spielt es keine Rolle, ob eine größere Hand ein paar Blätter mehr greift. Viel wichtiger ist ein genaues Befolgen der Zubereitungshinweise. Beim Teebrühen niemals die Kräuter aufkochen, weil dabei alle Wirkstoffe vernichtet werden können. Im Anschluß an ein Voll- oder Sitzbad gehört das Nachschwitzen unbedingt zur Gewährleistung des angestrebten Heilerfolgs.

Tips zur Vorbeugung von Krankheiten

Viele Menschen erwarten von ihrem Körper, daß er zu funktionieren hat, daß man ihn unbegrenzt belasten kann und seine selbstheilenden Kräfte unerschöpflich sind. Wer sich dieser Selbsttäuschung hingibt, lebt gefährlich. Denn unser Körper braucht Pflege, Fürsorge, ausreichendes Training und Ruhepausen zur Erholung. Man kann nicht ungestraft Raubbau mit seiner Gesundheit treiben. Es ist natürlich nicht einfach, die Wirkung einer vernünftigen Vorsorge zu beweisen. Wenn jemand vom obligatorischen Frühjahrsschnupfen verschont geblieben ist, wird man sagen, da hat er Glück gehabt. Auf die Idee, daß sich der Glückliche durch entsprechende Abhärtung seines Körpers vor der Ansteckung geschützt hat, kommen nur wenige. Man kann sich auch vorstellen, daß viele Menschen sagen, wozu soll ich eine Mistelkur machen, mein Kreislauf ist doch in Ordnung?

Nun, mehr als Empfehlungen für eine sinnvolle Vorbeugung kann man nicht geben. Jeder muß für sich selbst entscheiden, was ihm seine Gesundheit wert ist. Unser Herrgott jedenfalls hat alle Vorsorge für Gesundheit und Wohlbefinden geschaffen. Was er von uns verlangt, ist das bißchen Arbeit, seine Gaben auch zu nutzen.

Körperabhärtung

Wichtig für die Gesundheit sind „Bäder" in Licht, Luft und Wasser. Auf diese Weise härtet man vor allem seinen Körper ab und macht ihn weniger anfällig für alle möglichen Erkrankungen. Eine besondere Bedeutung kommt dabei dem kalten Wasser zu, das die Herz- und Kreislauftätigkeit anregt und die Durchblutung der Haut verbessert.

Folgende Regeln sollte man dabei beachten.

a) Der Körper muß warm sein, bevor man kaltes Wasser anwendet. Am besten ist es, wenn man aus dem warmen Bett schlüpft, bevor kaltes Wasser eingesetzt wird. Abends sollte man sich durch einen Spaziergang oder eine geeignete Gymnastik warm machen.

b) Das Badezimmer sollte wohltemperiert sein. Das Fenster bleibt geschlossen, damit keine Zugluft entsteht. Nach dem Einsatz von kaltem Wasser muß sich der Körper wieder schnell erwärmen. Ideal ist es, wenn man für einige Zeit ins angewärmte Bett steigt.
c) Auch bei den Abhärtungsmaßnahmen darf man nicht übertreiben, da sich sonst der Körper zu sehr an diese Reize gewöhnt und nicht mehr entsprechend reagiert.

Also nicht alle Möglichkeiten ständig nutzen, sondern je nach Gegebenheit abwechseln.

Armbad

Man taucht beide Arme in ein mit kaltem Wasser angefülltes Waschbecken. Das Wasser kann bis zur Schulter reichen. Beim Eintauchen zählt man langsam von 20 bis 30, nimmt beide Arme aus dem Wasser, schüttelt sie ohne abzutrocknen aus und bewegt die Arme so lange hin und her, bis sie trocken sind. Nun rasch in die Nachtwäsche und ins Bett. Das prickelnde Gefühl der Frische überträgt sich auf das Herz, für das das kalte Wasser Beruhigung bedeutet. Auf diese Weise härtet man seinen Körper nicht nur ab, sondern schläft ruhig und tief ein.

Kalte Waschungen

Morgens damit begonnen, abends vor dem Schlafengehen nochmals durchgeführt, bedeuten kalte Waschungen eine Abhärtung des Körpers. Gegen Verkühlung, Wetterfühligkeit und Grippe-Erkrankungen ist man besser gefeit als jene, die es aus einer Verweichlichung heraus unterlassen. Es muß unbedingt ein Waschlappen benutzt werden, mit dem man mit der Waschung unten beim rechten Fuß beginnt. Dann die Beine immer rechts vor links – Bauch, beide Arme, den Rücken und vor allem die Herzgegend waschen. Die Waschung soll rasch vor sich gehen. Die Herzgegend kann man zwei- bis dreimal kreisförmig erfassen. Das Abreiben mit einem trockenen Frotteetuch bringt schließlich die herrliche Wärme, die den ganzen Körper durchflutet. Auf diese Art gibt es warme Hände und Füße und ein ausgewogenes Gleichgewicht. Die Waschung am Abend bringt vor allem guten Schlaf.

Tau-Laufen

Wer einen Garten mit Grasfläche sein eigen nennt, sollte im Mai die Gelegenheit nutzen, morgens im taufrischen Gras barfuß einige Runden zu drehen. Der Monat Mai ist wohl die geeignetste Zeit dazu. Die Sonne wärmt bereits den Boden, aber zugleich sind die inneren Bewegungen des Erdreichs noch in reichlichem Maße vorhanden. Dieses Barfußlaufen regt nicht nur die Blutzirkulation an, sondern hebt die Gesundheit in reichem Maße: Den Körper in gerader Haltung durchgestreckt, tief durchatmen, dabei zehn Minuten durch das taufrische Gras laufen. In die Wohnung zurückgekehrt, werden die feuchten Füße warm abgespült und Socken angezogen. Wehe, wenn man sich dabei verkühlt! Das Laufen durch das taunasse Gras bewirkt eine gute Blutzirkulation, die Folge davon sind niemals kalte Füße. Auf der anderen Seite bringt man für den Tag ein gutes Stück Ausgeglichenheit mit. Man genießt bei morgendlichem Vogelgezwitscher die göttlichen ersten Sonnenstrahlen des Tages und fühlt sich durch die Weite des Himmels belebt.

Schnee-Treten

Am Morgen steht man auf, zieht sich warm an und läuft barfuß durch den frisch gefallenen Schnee. Das ist aber wirklich nur etwas für ganz Abgehärtete, die sich schon im Sommer an das Tau-Laufen gewöhnt haben. Wichtig ist vor allem, daß man wirklich läuft, um den Körper warmzuhalten. Am Anfang sollte man nicht länger als eine Minute im Schnee bleiben. Aber auch bei entsprechender Abhärtung sollte man nie länger als drei Minuten ausharren. Beim Schnee-Treten atmet man bei geschlossenem Mund durch die Nase ein und durch den Mund aus. Die frische Winterluft wirkt belebend auf den ganzen Organismus. In die Wohnung zurückgekehrt, werden die feuchten Füße warm abgespült und Socken angezogen.

Haut-Bürsten

Mit einer Bürste aus Naturborsten bürstet man morgens die trockene Haut. Man beginnt auf der rechten Seite und bürstet stets zum Herzen.

Von den Füßen hoch zur Schulter. Nicht mit zu viel Druck, die Haut soll sich nur röten. Anschließend die linke Seite. Für Brust und Rücken steckt man einen Stiel auf die Bürste. Man bürstet immer von der Mitte nach beiden Seiten. Der Bauch wird kreisförmig, von unten rechts im Uhrzeigersinn behandelt. Anschließend duschen, um die trockenen Hautschuppen gänzlich abzuspülen.

Bäder und Güsse

Allgemeines über Wassergüsse

Der Mensch hat fast zwei Quadratmeter Haut, die mit rund 300.000 Kältepunkten und 25.000 Wärmepunkten (Rezeptoren) ausgestattet sind. Diese Punkte reagieren allesamt auf die „Güsse und Anwendungen", die Pfarrer Kneipp empfiehlt. Jedem stark beanspruchten Menschen, vor allem wenn er in der Großstadt lebt, sind Kneippkuren zu empfehlen. Sie dienen der Abhärtung, der Durchblutung, dem Stoffwechsel und verbessern das allgemeine Wohlbefinden.
Nicht jeder kann und will die Kneippkur im Sanatorium machen, wo ausgebildete Bademeister dem Kurgast täglich mehrere Güsse, Wickel und Bäder verabreichen. Obwohl ein solcher Aufenthalt alle paar Jahre guttut, ist er nicht unbedingt nötig.
Man kann die „Kneippur" nämlich sehr gut zu Hause machen. Dazu braucht man nur das Waschbecken, die Badewanne mit Gießschlauch, zwei längliche, fast kniehohe Plastikeimer und ein Badethermometer. Auf diese Weise lassen sich die klassischen Kneippschen Methoden hervorragend praktizieren. Wechselwarme und kalte Armbäder im Waschbecken, Fußbäder, Wassertreten sowie Knie- und Schenkelgüsse.

Kaltes Armbad

Das Waschbecken, in dem Sie das Armbad machen, sollte so weit mit Wasser gefüllt sein, daß es bis zur Mitte des Oberarms reicht. Der Raum muß warm sein, ebenso der Körper und die Füße. Man darf das Bad nicht machen, wenn man fröstelt. Tauchen Sie Fingerspitzen, Hand, Unterarm und Oberarm in das kalte Wasser. Erst den rechten Arm, dann den linken Arm dazu. Dann verharren Sie so lange im Wasser, bis sich eine Reaktion zeigt: ein stark zusammenziehendes Gefühl oder ein Wärmegefühl und eine zarte Rötung (etwa 20 bis 30 Sekunden). Danach die Hände abtrocknen, bei kurzen Hemdärmeln auch die Arme. Bei langen Hemdärmeln zieht man das Hemd über die nassen Arme und wärmt sie durch langsames Hin- und Herbewegen auf.

Warmes Armbad

Man verfährt dabei genauso wie beim kalten Armbad. Das warme Armbad wird mit einem Kräuterzusatz bei einer Temperatur von ca. 38 Grad C gemacht und dauert zehn bis zwölf Minuten. Anschließend macht man auch einen kurzen kalten Abguß.

Wechselarmbad

Man stellt eine Wanne mit Wasser von ca. 38 Grad C bereit und eine zweite mit kaltem oder leicht temperiertem Wasser. Dann legt man die Arme bis zur Hälfte des Oberarms zuerst fünf Minuten ins warme Wasser, anschließend taucht man sie kurz, für zehn Sekunden, in das kalte Wasser ein, um sie danach wiederum für drei Minuten ins warme Wasser zu legen. Zum Schluß noch mal für zehn Sekunden ins kalte Wasser. Trocknen Sie nur die Hände ab, und erwärmen Sie sich durch Bewegung.

Fußbad

Die Wanne für das Fußbad muß so hoch sein, daß das Wasser mindestens bis über die Mitte der Waden reichen kann. Die Voraussetzungen sind dieselben wie bei den Armbädern: warmer Raum, warme Füße und warmer Körper. Man taucht die Füße langsam in das kalte Wasser. So lange, etwa 10 bis 20 Sekunden im Wasser bleiben, bis sich ein Wärmegefühl einstellt. Die Füße nicht abtrocknen, sondern die Strümpfe gleich über die feuchte Haut ziehen. Zur Nacherwärmung eine Viertelstunde marschieren.
Das warme Fußbad und ebenso das Wechselfußbad beruhen auf demselben Prinzip wie die Armbäder.

Knieguß

Sie können sich dazu in eine flache Wanne oder auch in die Badewanne stellen und brauchen dafür einen Schlauch, der möglichst eine lichte Weite von 18 bis 22 mm hat. Notfalls tut es auch der übliche Brauseschlauch, bei dem der Brausekopf abgeschraubt wurde.

Bei nach oben gerichteter Schlauchöffnung soll das Wasser in einem etwa fingerlangen Strahl aus dem Schlauch sprudeln. Die Temperatur bei kalten Güssen beträgt 12 bis 18 Grad C, die Dauer der Anwendung 40 bis 60 Sekunden. Die Temperatur das kalten Wassers bei einem Wechselguß soll ebenfalls 12 bis 18 Grad C, das warme Wasser soll etwa 38 Grad haben. Man beginnt dabei immer warm, wechselt zweimal und hört kalt auf. Die Dauer des warmen Gusses sollte ein bis zwei Minuten, die des kalten etwa 20 Sekunden betragen. Danach nicht abrocknen, sondern Strümpfe anziehen und durch kräftige Bewegung nacherwärmen.

Auch bei den Güssen gilt: Warmer Raum und warmer Körper und immer mit dem rechten Bein beginnen. Zur Durchführung des Kniegusses wird nur der Unterkörper entblößt. Zunächst gießt man von rückwärts, wobei der Schlauch wie ein Bleistift zwischen die Finger genommen wird. Man beginnt mit dem Guß beim Vorfuß und geht in langsamem Zug bis zur Kniekehle. Dort verweilt man etwas und achtet darauf, daß das Wasser wie ein Mantel möglichst ohne Lücken die ganze Wade berieselt. Bei richtiger Durchführung greift der Wassermantel auch etwas auf die Vorderseite über. Dann weitergießen bis zur Ferse. Bis zum Eintritt einer Reaktion (zarte Rötung oder Wärmegefühl) bei der Begießung einer Fußvorder- und Fußrückseite vergehen durchschnittlich acht bis zehn Sekunden. Dasselbe wird dann am anderen Bein durchgeführt. Danach begießt man kurz die Fußsohlen und anschließend das Bein von vorne. Dabei geht man vom Vorfuß des rechten Beines über das Schienbein zur Kniescheibe, die ein- bis zweimal kreisend umfahren wird. Dann geht man an der anderen Schienbeinseite hinunter bis zum Rist. Das gleiche dann am anderen Bein. Von beiden Beinen dann das Wasser abstreichen und – ohne Abtrocknen – die Strümpfe anziehen. Zur Nacherwärmung anschließend mindestens eine Viertelstunde lang gehen. Der warme Kniguß wird ebenso ausgeführt wie der kalte, die Temperatur beträgt dann 38 bis 40 Grad C. Beim Wechsel-Kniguß wird zuerst warm, bis zum Auftreten einer intensiven Rötung, dann kalt gegossen und zweimal gewechselt.

Schenkelguß

Man beginnt – am rechten Bein – an der Rückseite vom Vorderfuß bis zur Ferse, dann an der Außenseite des Beines hoch bis zum Becken, dort fünf Sekunden bleiben. An der Innenseite geht es wieder zurück zur Ferse und von dort sofort am linken Bein in der gleichen Weise weiter bis zum Becken und zurück. Dann gießt man an der Vorderseite des Beines hoch bis zur Leistenbeuge, dort fünf Sekunden bleiben, dann fünf Sekunden nach rechts und wieder fünf Sekunden nach links und am anderen Bein zurück zur Ferse. Als Abschluß gießt man kurz über die Fußsohle.

Armguß

Man beginnt an der Außenseite der rechten Hand. Von dort wird der Strahl am Arm hoch über das Schultergelenk geführt, von wo aus man das Wasser fünf Sekunden lang gleichmäßig am Arm ablaufen läßt. Dann weiter an der Innenseite des rechten Armes zum Ellenbogen, wieder hoch zum Schultergelenk, fünf Sekunden gießen und an der Innenseite des Armes hinunter. Am linken Arm den Guß in der gleichen Weise durchführen. An den Armguß kann man noch einen

Gesichtsguß

anschließen: Dabei wird mit einigen Längs- und Querstrichen das Gesicht von der Stirn bis zum Kinn begossen.

Brustguß

Er wird wie der Armguß ausgeführt. Nur wird beim Brustguß von der Innenseite des rechten Armes ausgehend die Brust mit drei bis fünf achterförmigen Schleifen begossen.

Wasser-Treten

Dafür sollte das Wasser im Becken so hoch sein, daß es drei Viertel der Wade bedeckt. Wenn kein Tretbecken vorhanden ist, läßt es sich auch ganz leicht in der Badewanne durchführen. Bei jedem Schritt muß das Bein ganz aus dem Wasser herausgehoben werden. Die Temperatur des Wassers sollte zwölf bis 18 Grad C betragen, die Dauer – je nach Verträglichkeit – 15 bis 30 Sekunden betragen. Das Wasser am Ende nur mit der Hand abstreifen, nicht abtrocknen. Anschließend trockene wollene Strümpfe anziehen und einige Minuten zur Nacherwärmung herumgehen.

Männerkrankheiten

Die nachfolgend angeführten Männerkrankheiten sind in alphabetischer Reihenfolge geordnet. Sie finden die vorgeschlagene Behandlungsmethode jeweils bei den einzelnen Erkrankungen.

Im Kapitel „Heilerfolge zu Männerkrankheiten" können Sie bereits erzielte Behandlungserfolge mit Heilkräutern nachlesen. Dies soll Ihnen Mut machen, die Erkrankung durch die Behandlung mit Heilkräutern zu lindern bzw. gänzlich zu verlieren.

Alkoholismus (siehe auch Trunksucht)

Thymian: Thymian gilt als probates Mittel gegen Alkoholismus. Eine gehäufte Handvoll Thymian wird mit einem Liter kochendem Wasser abgebrüht. Den Aufguß abdecken, zwei Minuten ziehen lassen und dann in eine Thermoskanne abseihen. Von diesem Tee muß der Alkoholiker alle 15 Minuten einen Eßlöffel trinken.

Die Reaktionen des Körpers sind drastisch: Übelkeit, Erbrechen, starker Stuhlgang, starkes Urinieren und Schweißausbrüche können vorkommen. Großer Appetit und ein sehr starkes Durstgefühl begleiten die Behandlung. Die Kur muß so oft wiederholt werden, bis die Rückfälle des Patienten auskuriert sind.

Arthrose (Gelenkabnutzungserscheinungen)

Degenerative Gelenkerkrankungen sind Verschleißerscheinungen, die, im Unterschied zu den entzündlichen rheumatischen Gelenkkrankheiten, altersbedingt, durch Krankheit oder Überbelastung auftreten können. „Arthrosis deformans" (Osteoarthritis) ist die Sammelbezeichnung für alle chronischen degenerativen Erkrankungen, die gewöhnlich mehrere Gelenke befallen. Meist sind Knie- und Hüftgelenk betroffen, häufig aber auch Wirbelsäule, Hände, Finger oder Schultern. Obwohl es sich um eine der häufigsten Erkrankungen überhaupt handelt, ist die genaue Ursache immer noch unbekannt.

Man ist sich über begünstigende Faktoren im klaren: Alterserscheinung (bei Männern ab 50), Stoffwechselstörungen, frühere Gelenkschäden, Klimabedingungen. Eine Arthrose ist unter Umständen vererbbar. Der Krankheitsverlauf geht oft rapide vor sich: Gelenkknorpel und Gelenkkapseln degenerieren sich, Knorpel und Knochensubstanz werden abgebaut. An den Gelenkrändern wuchern Knochen, Gelenkergüsse treten auf. Knochen- und Knorpelteile splittern ab, können weiters Bewegungen behindern und große Schmerzen verursachen.

Der Patient erkennt dabei drei Stadien:

1. Zunächst fühlt er leichte Schmerzen, die er kaum lokalisieren kann, als auch leichte Verspannungen.
2. Gelenknahe Muskeln verkrampfen. Später schmerzt dann nahezu jede Bewegung. Sogar eine Gelenkversteifung kann eintreten.
3. Im letzten Stadium bestehen dauernd stärkste Schmerzen, die sich nach und nach auf die Gelenkumgebung ausdehnen: Bänder, Sehnen, Muskeln, Knochenhaut, Nerven und Gefäße werden in Mitleidenschaft gezogen. Typisch für diese Erkrankung ist die Knötchenbildung an den Endgelenken der Finger.

Allgemeine unterstützende Behandlung: Die Behandlung umfaßt Entlastung und Schonung des befallenen Gelenks, unterstützt von vorsichtiger Massage, gezielten Bewegungsübungen und Wärmebehandlung durch Fango und heiße Bäder.

Kalte Wickel: Der kalte Gelenkwickel entzieht der entzündeten Stelle, meistens Knie oder Ellenbogen, die Wärme. Man wickelt ein feuchtes, in frischkaltes Wasser getauchtes Tuch um die betroffene Stelle. Darüber schlägt man ein trockenes Handtuch. Der Wickel muß straff angelegt werden. In der Zeit, bis sich der Wickel der Körpertemperatur angeglichen hat, sollte man sich durch einen heißen Tee innerlich aufwärmen.

Lehmwickel: Auch ein Lehmwickel ist bei Gelenkentzündungen schmerzlindernd und heilsam. Der Lehm wird in breiiger Form etwa drei Millimeter dick auf die Haut oder – noch besser – auf ein Mulltuch aufgetragen. Das Einwickeln erfolgt mit einem Handtuch. Der Wickel wird kalt angelegt und bleibt gut eine halbe Stunde liegen. Da der Lehm entfettend wirkt, sollte man bei häufiger Anwendung die Haut einfetten (Ringelblumensalbe).

Topfen(Quark)wickel: Wenn Krampfaderbeschwerden die Gelenkentzündung begleiten, helfen auch kühle Topfen(Quark)auflagen, die besonders hautfreundlich sind. Man rührt dafür den Topfen (Quark) mit etwas Milch an, der man zuvor zur Verstärkung einige Tropfen Essig zugesetzt hat. Dann wird der Topfen (Quark) – wie eine dicke Salbe – gut fingerdick auf ein Leinentuch gestrichen. Dieses Tuch legt man dann auf oder um die zu behandelnde Stelle und deckt es mit einem Handtuch ab. Diese Auflage bleibt bis zum Trockenwerden des Topfens (Quark) liegen.

Beinwurz-Essenz: Regelmäßige Einreibungen mit Beinwurz-Essenz mildern die Schmerzen. Die Wurzeln der Beinwurz werden mit einer Bürste gewaschen, kleingeschnitten und in eine Flasche gefüllt. Dann werden sie mit 38–40%igem Kornbranntwein übergossen und die Flasche mindestens zwei Wochen in die Wärme gestellt. Mit der so gewonnenen Essenz reibt man sich täglich ein.

Blätter-Auflage: Blätter von Wirsingkohl oder Weißkraut werden heiß gebügelt und auf die schmerzenden Gelenke gelegt. Die Auflage wird mit einem Tuch warm abgebunden. Noch wirkungsvoller ist ein Blätterbrei aus frisch gepflückten Blättern des Wiesenbärenklaus. Die Blätter werden gewaschen, mit einem Nudelholz auf einem Holzbrett zerquetscht, auf die schmerzende Stelle gelegt und anschließend mit einem Tuch abgebunden. Diesen Blätterbrei läßt man dann über Nacht einwirken.

Brennessel: Über den Tag verteilt, zwischen zwei Tassen Zinnkraut-Tee, trinkt man vier Tassen Brennessel-Tee. Pro Tasse einen gehäuften Teelöffel Brennesseln mit heißem Wasser abbrühen, eine halbe Minute ziehen lassen, abseihen und schluckweise trinken.

Kastanien-Kissen: Frische Kastanien werden in vier Teile geteilt und samt der braunen Schale klein gemahlen. Mit diesem Kastaniengrieß füllt man einen Inlett-Kissenbezug und legt ihn über Nacht auf die schmerzenden Stellen.

Ringelblumen-Salbe: Die vor dem Schwedenbitter-Umschlag aufzutragende Ringelblumen-Salbe stellt man folgendermaßen her:
In einer Pfanne erhitzt man 250 g reines Schweinefett und schüttet zwei gehäufte Handvoll Ringelblumen (Blätter, Blüten und Stengel) in das

heiße Fett. Man läßt das Ganze aufschäumen, rührt kräftig um und nimmt die Pfanne vom Herd. Zugedeckt über Nacht auskühlen lassen. Am nächsten Tag wird die Pfanne noch einmal leicht erhitzt, ihr Inhalt durch ein sauberes Leinentuch passiert, die Blätter, Blüten und Stengel werden ausgepreßt und die so gewonnene Salbe in verschließbare Gefäße abgefüllt.

Thymian: Getrockneten Thymian in einen Beutel füllen und angewärmt über Nacht auf die schmerzenden Stellen legen. Das hilft die Schmerzen zu lindern.

Zinnkraut: Man trinkt täglich, morgens eine halbe Stunde vor dem Frühstück und abends eine halbe Stunde vor dem Abendessen, eine Tasse Zinnkraut-Tee. Pro Tasse einen gehäuften Teelöffel Zinnkraut mit heißem Wasser abbrühen, eine halbe Minute ziehen lassen, abseihen und schluckweise trinken.

Zinnkraut-Sitzbad: Einmal im Monat sollte man ein Zinnkraut-Sitzbad nehmen. Man weicht dafür 100 g Zinnkraut zwölf Stunden in fünf Liter kaltem Wasser ein. Anschließend wird der Kaltansatz erwärmt, abgeseiht und dem Badewasser zugegossen. Die Wanne muß so viel Wasser fassen, daß die Nieren des Badenden bedeckt sind. Die Badedauer beträgt 20 Minuten. Nach dem Baden nicht abtrocknen, sondern in einen Bademantel gehüllt im Bett noch eine Stunde nachschwitzen.

Kleiner Schwedenbitter: Mit den vier Tassen Brennessel-Tee trinkt man dreimal eine halbe Tasse mit einem Eßlöffel Kleinen Schwedenbitter. Die halbe Tasse wird vor und nach jeder Mahlzeit getrunken. Die schmerzenden Stellen werden täglich mit einem Schwedenbitter-Umschlag behandelt, den man vier Stunden einwirken läßt. Zunächst streicht man die betroffene Stelle mit Ringelblumen-Salbe ein, damit der Alkohol des Kleinen Schwedenbitters der Haut nicht das Fett entzieht. Dann beträufelt man einen geeignet großen Wattebausch mit Kleinem Schwedenbitter und legt ihn auf die erkrankte Stelle. Zum Wärmeschutz wird ein trockener Wattebausch darübergelegt, den man mit einer Plastikfolie zum Schutz der Kleidung abdeckt und mit einem sauberen Tuch fixiert. Nach dem Abnehmen des Umschlags wird die Haut gepudert, um einem möglichen Juckreiz vorzubeugen.

Bandscheibenbeschwerden

Pfingstrosenknollen-Vollbad: Zwei gehäufte Handvoll Pfingstrosenknollen werden gewaschen, fein gerieben und in fünf Liter kaltem Wasser zwölf Stunden eingeweicht. Danach wird der Kaltansatz erwärmt, abgeseiht und dem Badewasser zugegossen. Das Herz des Badenden muß dabei außerhalb des Wassers bleiben. Die Badedauer beträgt 20 Minuten. Anschließend nicht abtrocknen, sondern im Bademantel im Bett eine Stunde nachschwitzen.

Pfingstrosenknollen-Essenz: Die Wirkung dieses Vollbades wird erhöht, wenn man pro Bad drei Eßlöffel Pfingstrosenknollen-Essenz dazugießt. Die Pfingstrosenknollen werden gewaschen und gerieben, in eine Flasche gefüllt und mit 38–40 %igem Kornbranntwein übergossen, bis die Kräuter bedeckt sind. Die Flasche stellt man mindestens zwei Wochen in die Wärme.

Zinnkraut-Sitzbad: Gegen Bandscheibenbeschwerden helfen verblüffend schnell Zinnkraut-Sitzbäder. Man weicht 100 g Zinnkraut zwölf Stunden in einem 5-Liter-Eimer mit kaltem Wasser ein. Anschließend wird der Kaltansatz erwärmt, abgeseiht und dem Badewasser zugegossen. Die Wanne muß dabei so viel Wasser fassen, daß die Nieren des Badenden bedeckt sind. Die Badedauer beträgt 20 Minuten. Anschließend nicht abtrocknen, sondern in einen Bademantel gehüllt im Bett eine Stunde nachschwitzen.

Bandscheibenschäden

Bandscheibenschäden dürfen als allgemeine Zivilisationskrankheiten angesehen werden. Sie zählen zu den häufigsten Leiden, nehmen jedoch nur selten schwere Formen an. Im Laufe des Lebens stellen sich an den Bandscheiben zwangsläufig Schäden ein. Die zwischen den einzelnen Wirbelkörpern liegenden knorpeligen Bandscheiben nutzen sich ab. So wird der Gallertkern wasserärmer und fängt Stöße nicht mehr so gut auf. Die Folge sind Rückenschmerzen.

Durch Kalkeinlagerungen und Verknöcherungen kann sich eine feste Verbindung zwischen zwei Wirbeln ergeben: ein festgefügter Doppelwirbel ist entstanden. Damit verschwinden zwar zunächst die Schmerzen, aber die Bewegung wird eingeschränkt. Bei einer teilweisen Blockbildung zwischen zwei Halswirbeln kann durch Bewegungen des Halses Schwindelgefühl eintreten. Bandscheibenschäden im Halsbereich können bis in die Schultern und Arme ausstrahlende Schmerzen, Kribbeln oder Taubheitsgefühle sowie andere rheumatische Beschwerden verursachen. Ursache ist oft eine einseitig belastende Körperhaltung. Durch Herausquellen von Bandscheibensubstanz in die Umgebung werden die ärgsten Schäden hervorgerufen. Schlimmstenfalls kann ein Bandscheibenvorfall auftreten. Das heißt, wenn der vorgewölbte Teil der Bandscheibe nicht mehr in seine ursprüngliche Lage zurückgleitet.

Beinwurz-Vollbad: Bei Bandscheibenschäden sollte man öfters ein Vollbad mit Beinwurzblättern nehmen. 500 g frische oder 200 g getrocknete Beinwurzblätter werden zwölf Stunden in einem Fünf-Liter-Eimer mit kaltem Wasser eingeweicht. Danach wird der Kaltansatz erwärmt, abgeseiht und dem Badewasser zugegossen. Das Herz des Badenden muß dabei außerhalb des Wassers sein. Die Badedauer beträgt 20 Minuten. Anschließend nicht abtrocknen, sondern in einen Bademantel gehüllt im Bett eine Stunde nachschwitzen.

Zinnkraut-Sitzbad: Zwölf Stunden weicht man 100 g Zinnkraut in einem Fünf-Liter-Eimer mit kaltem Wasser ein. Anschließend wird der Kaltansatz erwärmt, abgeseiht und dem Badewasser zugegossen. Die Wanne muß dabei so viel Wasser fassen, daß die Nieren des Badenden bedeckt sind. Die Badedauer beträgt 20 Minuten. Anschließend nicht abtrocknen, sondern in einen Bademantel gehüllt im Bett eine Stunde nachschwitzen.

Bartflechte

Bei der Bartflechte handelt es sich um eine durch Eitererreger verursachte Entzündung in der Bartgegend, selten in der Schamgegend des Mannes. Dabei unterscheidet man zwei Formen: die bakterielle (Follikulitis) und die parasitäre, durch Pilze verursachte Bartflechte. Bei der bakteriellen Form erscheinen im Bereich von Bart und Oberlippe eitrige Pusteln oder Knötchen, die von einem Haar durchbohrt sind. Nach Platzen oder Eintrocknen der Pusteln kommt es zu graugelblicher Borkenbildung. Brennen, Juckreiz und Schmerzen können auftreten, unter Umständen auch Narben zurückbleiben.

Zinnkraut-Waschung: Zinnkraut-Waschungen und -Bäder heilen die Bartflechte aus. Vier gehäufte Teelöffel Zinnkraut mit einem Liter heißem Wasser abbrühen, eine halbe Minute ziehen lassen, abseihen und mit dem Absud die Bartflechte mehrmals täglich waschen.

Zinnkraut-Umschlag: Man kann auch die abgeseihten Kräuter warm in ein sauberes Tuch einschlagen und als Umschlag auf die Bartflechte legen. Ist dieser Kräuterumschlag ausgekühlt, wird der Zinnkraut-Absud angewärmt und die Bartflechte damit gewaschen.

Gelenkabnutzungserscheinungen

Beinwurz-Essenz: Regelmäßige Einreibungen mit Beinwurz-Essenz mildern die Schmerzen. Die Wurzeln der Beinwurz werden mit einer Bürste gewaschen, kleingeschnitten und in eine Flasche gefüllt. Dann werden sie mit 38–40%igem Kornbranntwein übergossen und die Flasche mindestens zwei Wochen in die Wärme gestellt. Mit der Essenz reibt man täglich die Gelenke ein.

Blätter-Auflage: Blätter von Wirsingkohl oder Weißkraut werden heiß gebügelt und auf die schmerzenden Gelenke gelegt. Die Blätter-Auflage wird mit einem Tuch warm abgebunden.
Noch wirkungsvoller ist eine Auflage aus frisch gepflückten **Bärlapp-Trieben.** Die Triebe werden trocken in ein Leinensäckchen gefüllt, auf die schmerzende Stelle, mit einem Tuch abgebunden, gelegt.

Brennessel: Über den Tag verteilt, zwischen zwei Tassen Zinnkraut-Tee, trinkt man vier Tassen Brennessel-Tee. Pro Tasse einen gehäuften Teelöffel Brennesseln mit heißem Wasser abbrühen, eine halbe Minute ziehen lassen, abseihen und schluckweise trinken.

Ringelblumen-Salbe: Die vor dem Schwedenbitter-Umschlag aufzutragende Ringelblumen-Salbe wird folgendermaßen hergestellt:
In einer Pfanne erhitzt man 250 g reines Schweinefett und schüttet zwei gehäufte Handvoll Ringelblumen (Blätter, Blüten und Stengel) in das heiße Fett. Man läßt das Ganze aufschäumen, rührt kräftig um und nimmt die Pfanne vom Herd. Zugedeckt über Nacht auskühlen lassen. Am nächsten Tag wird die Pfanne noch einmal leicht erhitzt, ihr Inhalt

durch ein sauberes Leinentuch passiert, die Blätter, Blüten und Stengel werden ausgepreßt und die so gewonnene Salbe in verschließbare Gefäße abgefüllt.

Wiesengeißbart: Pro Tasse einen gehäuften Teelöffel kleingeschnittene Wiesengeißbartblüten mit heißem Wasser abbrühen und eine halbe Minute ziehen lassen; abseihen und schluckweise zwei bis drei Tassen am Tag trinken.

Zinnkraut: Man trinkt täglich, morgens eine halbe Stunde vor dem Frühstück und abends eine halbe Stunde vor dem Abendessen, eine Tasse Zinnkraut-Tee. Pro Tasse einen gehäuften Teelöffel Zinnkraut mit heißem Wasser abbrühen, eine halbe Minute ziehen lassen, abseihen und schluckweise trinken.

Zinnkraut-Sitzbad: Einmal im Monat sollte man ein Zinnkraut-Sitzbad nehmen. 100 g Zinnkraut werden zwölf Stunden in einem Fünf-Liter-Eimer mit kaltem Wasser eingeweicht. Anschließend wird der Kaltansatz erwärmt, abgeseiht und dem Badewasser zugegossen. Die Wanne muß dabei so viel Wasser fassen, daß die Nieren des Badenden bedeckt sind. Die Badedauer beträgt 20 Minuten. Anschließend nicht abtrocknen, sondern in einen Bademantel gehüllt im Bett eine Stunde nachschwitzen.

Kleiner Schwedenbitter: Mit den vier Tassen Brennesseltee trinkt man dreimal eine halbe Tasse mit einem Eßlöffel Kleinen Schwedenbitter. Die halbe Tasse mit Kleinem Schwedenbitter wird vor und nach jeder Mahlzeit getrunken.

Kleiner Schwedenbitter-Umschlag: Täglich behandelt man die schmerzenden Stellen mit einem Schwedenbitter-Umschlag, den man vier Stunden einwirken läßt. Zunächst wird die betroffene Stelle mit Ringelblumen-Salbe eingestrichen, damit der Alkohol der Haut das Fett nicht entzieht. Man beträufelt einen geeignet großen Wattebausch mit Kleinem Schwedenbitter und legt ihn auf die erkrankte Stelle. Zum Wärmeschutz wird darüber ein trockener Wattebausch gelegt, den man mit einer Plastikfolie zum Schutz der Kleidung abdeckt und mit einem sauberen Tuch fixiert.

Gelenkdeformierung

Beinwurz-Essenz: Regelmäßige Einreibungen mit Beinwurz-Essenz mildern die Schmerzen. Die Wurzeln der Beinwurz werden mit einer Bürste gewaschen, kleingeschnitten und in eine Flasche gefüllt. Dann werden sie mit 38–40%igem Kornbranntwein übergossen und die Flasche mindestens zwei Wochen in die Wärme gestellt. Mit der Essenz reibt man täglich die Gelenke ein.

Blätter-Auflage: Blätter von Wirsingkohl werden heiß gebügelt und auf die schmerzenden Gelenke gelegt. Die Blätter-Auflage wird mit einem Tuch warm abgebunden.
Noch wirkungsvoller ist eine Auflage aus frisch gepflückten **Bärlapp-Trieben**. Die Triebe werden trocken in ein Leinensäckchen gefüllt, auf die schmerzende Stelle – mit einem Tuch abgebunden – gelegt.

Brennessel: Über den Tag verteilt, zwischen zwei Tassen Zinnkraut-Tee, trinkt man vier Tassen Brennessel-Tee. Pro Tasse einen gehäuften Teelöffel Brennesseln mit heißem Wasser abbrühen, eine halbe Minute ziehen lassen, anschließend abseihen und dann schluckweise trinken.

Ringelblumen-Salbe: Die vor dem Schwedenbitter-Umschlag aufzutragende Ringelblumen-Salbe wird folgendermaßen hergestellt:
In einer Pfanne erhitzt man 250 g reines Schweinefett und schüttet zwei gehäufte Handvoll Ringelblumen (Blätter, Blüten und Stengel) in das heiße Fett. Man läßt das Ganze aufschäumen, rührt kräftig um und nimmt die Pfanne vom Herd. Zugedeckt über Nacht auskühlen lassen. Am nächsten Tag wird die Pfanne noch einmal leicht erhitzt, ihr Inhalt durch ein sauberes Leinentuch passiert, die Blätter, Blüten und Stengel werden ausgepreßt und die so gewonnene Salbe in verschließbare Gefäße abgefüllt.

Zinnkraut: Man trinkt täglich, morgens eine halbe Stunde vor dem Frühstück und abends eine halbe Stunde vor dem Abendessen, eine Tasse Zinnkraut-Tee. Pro Tasse einen gehäuften Teelöffel Zinnkraut mit heißem Wasser abbrühen, eine halbe Minute ziehen lassen, abseihen und schluckweise trinken.

Zinnkraut-Sitzbad: Einmal im Monat sollte man ein Zinnkraut-Sitzbad nehmen. 100 g Zinnkraut werden zwölf Stunden in einem Fünf-Liter-Eimer mit kaltem Wasser eingeweicht. Anschließend wird der Kaltansatz erwärmt, abgeseiht und dem Badewasser zugegossen. Die Wanne muß dabei so viel Wasser fassen, daß die Nieren des Badenden bedeckt sind. Die Badedauer beträgt 20 Minuten. Anschließend nicht abtrocknen, sondern in einen Bademantel gehüllt im Bett eine Stunde nachschwitzen.

Kleiner Schwedenbitter: Mit den vier Tassen Brennessel-Tee trinkt man dreimal eine halbe Tasse mit einem Eßlöffel Kleinen Schwedenbitter. Die halbe Tasse wird vor und nach jeder Mahlzeit getrunken.

Kleiner Schwedenbitter-Umschlag: Täglich behandelt man die schmerzenden Stellen mit einem Schwedenbitter-Umschlag, den man vier Stunden einwirken läßt. Zunächst wird die betroffene Stelle mit Ringelblumen-Salbe eingestrichen, damit der Alkohol der Haut das Fett nicht entzieht. Man beträufelt einen geeignet großen Wattebausch mit Kleinem Schwedenbitter und legt ihn auf die erkrankte Stelle. Zum Wärmeschutz wird darüber ein trockener Wattebausch gelegt, den man mit einer Plastikfolie zum Schutz der Kleidung abdeckt und mit einem sauberen Tuch fixiert.

Gelenkentzündung

Beinwurz-Essenz: Regelmäßige Einreibungen mit Beinwurz-Essenz mildern die Schmerzen. Die Wurzeln der Beinwurz werden mit einer Bürste gewaschen, kleingeschnitten und in eine Flasche gefüllt. Dann werden sie mit 38–40%igem Kornbranntwein übergossen und die Flasche mindestens zwei Wochen in die Wärme gestellt. Mit der Essenz reibt man täglich die Gelenke ein.

Blätter-Auflage: Blätter von Wirsingkohl oder Weißkraut werden heiß gebügelt und auf die schmerzenden Gelenke gelegt. Die Blätter-Auflage wird mit einem Tuch warm abgebunden.
Noch wirkungsvoller ist eine Auflage aus frischen **Bärlapp-Trieben**. Die Triebe werden trocken in ein Leinensäckchen gefüllt, auf die schmerzende Stelle – mit einem Tuch abgebunden – gelegt.

Brennessel: Über den Tag verteilt, zwischen zwei Tassen Zinnkraut-Tee, trinkt man vier Tassen Brennessel-Tee. Pro Tasse einen gehäuften

Teelöffel Brennesseln mit heißem Wasser abbrühen, eine halbe Minute ziehen lassen, abseihen und schluckweise trinken.

Ringelblumen-Salbe: Die vor dem Schwedenbitter-Umschlag aufzutragende Ringelblumen-Salbe wird folgendermaßen hergestellt:
In einer Pfanne erhitzt man 250 g reines Schweinefett und schüttet zwei gehäufte Handvoll Ringelblumen (Blätter, Blüten und Stengel) in das heiße Fett. Man läßt das Ganze aufschäumen, rührt kräftig um und nimmt die Pfanne vom Herd. Zugedeckt über Nacht auskühlen lassen. Am nächsten Tag wird die Pfanne noch einmal leicht erhitzt, ihr Inhalt durch ein sauberes Leinentuch passiert, die Blätter, Blüten und Stengel werden ausgepreßt und die so gewonnene Salbe in verschließbare Gefäße abgefüllt.

Zinnkraut: Man trinkt täglich, morgens eine halbe Stunde vor dem Frühstück und abends eine halbe Stunde vor dem Abendessen, eine Tasse Zinnkraut-Tee. Pro Tasse einen gehäuften Teelöffel Zinnkraut mit heißem Wasser abbrühen, eine halbe Minute ziehen lassen, anschließend abseihen und den Tee schluckweise trinken.

Zinnkraut-Umschlag: Bei Entzündungen der Gelenke sollte man zusätzlich Zinnkraut-Dunstumschläge anwenden. Zwei gehäufte Handvoll Zinnkraut werden in einem Sieb über einen Topf mit kochendem Wasser gehängt. Durch den aufsteigenden Wasserdampf wird das Zinnkraut heiß. Man gibt den Siebinhalt in ein sauberes Leinentuch und legt es auf das entzündete Gelenk. Mit einem weiteren Tuch wird der Zinnkraut-Umschlag warm eingepackt, damit seine Heilkräfte nicht nutzlos an die Luft verpuffen. Den Zinnkraut-Umschlag läßt man mehrere Stunden einwirken. Wiedererwärmt kann das Zinnkraut noch zweimal für einen Dunstumschlag verwendet werden.

Zinnkraut-Sitzbad: Einmal im Monat sollte man ein Zinnkraut-Sitzbad nehmen. 100 g Zinnkraut werden zwölf Stunden in einem Fünf-Liter-Eimer mit kaltem Wasser eingeweicht. Anschließend wird der Kaltansatz erwärmt, abgeseiht und dem Badewasser zugegossen. Die Wanne muß dabei so viel Wasser fassen, daß die Nieren des Badenden bedeckt sind. Die Badedauer beträgt 20 Minuten. Anschließend nicht abtrocknen, sondern in einen Bademantel gehüllt im Bett eine Stunde nachschwitzen.

Kleiner Schwedenbitter: Mit den vier Tassen Brennessel-Tee trinkt man dreimal eine halbe Tasse mit einem Eßlöffel Kleinen Schwedenbitter. Die halbe Tasse wird vor und nach jeder Mahlzeit getrunken.

Kleiner Schwedenbitter-Umschlag: Täglich behandelt man die schmerzenden Stellen mit einem Schwedenbitter-Umschlag, den man vier Stunden einwirken läßt. Zunächst wird die betroffene Stelle mit Ringelblumen-Salbe eingestrichen, damit der Alkohol der Haut das Fett nicht entzieht. Man beträufelt einen geeignet großen Wattebausch mit Kleinem Schwedenbitter und legt ihn auf die erkrankte Stelle. Zum Wärmeschutz wird darüber ein trockener Wattebausch gelegt, den man mit einer Plastikfolie zum Schutz der Kleidung abdeckt und mit einem sauberen Tuch fixiert.

Gelenkerkrankung

Bärlapp: Pro Tasse einen gestrichenen Teelöffel Bärlapp mit heißem Wasser abbrühen, eine halbe Minute ziehen lassen, abseihen und schluckweise täglich eine Tasse morgens auf nüchternen Magen trinken, nicht mehr.

Gelenkschwellung

Beinwurz-Essenz: Gelenkschwellungen klingen ab, wenn sie regelmäßig mit Beinwurz-Essenz eingerieben werden. Die Wurzeln der Beinwurz werden mit einer Bürste gewaschen, kleingeschnitten und in eine Flasche gefüllt. Dann werden sie mit 38–40 %igem Kornbranntwein übergossen und die Flasche mindestens zwei Wochen in die Wärme gestellt. Mit der Essenz reibt man täglich die Gelenke ein.

Gicht (siehe auch Arthritis)

Bärlapp: Pro Tasse einen gestrichenen Teelöffel Bärlapp mit heißem Wasser abbrühen, eine halbe Minute ziehen lassen, abseihen und schluckweise täglich eine Tasse morgens auf nüchternen Magen trinken, nicht mehr.

Beinwurz-Vollbad: 200 g Beinwurzblätter werden zwölf Stunden in fünf Liter kaltem Wasser eingeweicht. Anschließend wird der Kaltansatz erwärmt und dem Badewasser zugegossen. Das Herz des Badenden muß dabei außerhalb des Wassers liegen. Die Badedauer beträgt 20 Minuten. Nach dem Bad nicht abtrocknen, sondern in einen Bademantel gehüllt im Bett eine Stunde nachschwitzen.

Brennessel-Vollbad: 200 g Brennesseln mit ca. 5 Liter heißem Wasser abbrühen, eine halbe Minute ziehen lassen und abgeseiht dem Badewasser zugießen. Das Herz des Badenden muß dabei außerhalb des Wassers liegen. Die Badedauer beträgt 20 Minuten. Anschließend nicht abtrocknen, sondern in einen Bademantel gehüllt im Bett eine Stunde nachschwitzen.

Ehrenpreis-Essenz: Zwei gehäufte Handvoll blühendes Ehrenpreiskraut werden kleingeschnitten, in eine Flasche gefüllt und mit 1 Liter 38–40%igem Kornbranntwein übergossen. Die verschlossene Flasche stellt man mindestens zwei Wochen in die Wärme. Mit der daraus gewonnenen Essenz reibt man die von der Gicht geplagten Körperpartien ein. Daneben nimmt man dreimal täglich je 15 Tropfen der Ehrenpreis-Essenz in etwas Wasser oder Tee ein.

Farnkraut-Umschlag: Frische Farnblätter, vom Hauptstengel befreit, gibt man auf ein Handtuch und hüllt sich damit über Nacht ein.

Kalmus: Zwölf Stunden lang wird ein gestrichener Teelöffel Kalmuswurzeln in kaltem Wasser eingeweicht. Danach wärmt man den Kaltansatz leicht an, seiht ab und trinkt vor und nach jeder Mahlzeit einen Schluck. Da die eine Tasse pro Tag natürlich schnell auskühlt, wird der Tee vor jedem Schluck in einem heißen Wasserbad erwärmt.

Löwenzahn: Dank seiner blutreinigenden Wirkung ist der Löwenzahn ein wirksames Kraut im Kampf gegen die Gicht. Man sammelt die Löwenzahnstengel während der Blütezeit, wäscht sie und ißt sie roh, täglich bis zu zehn Stück.

Mais: Ein gehäufter Teelöffel Maisbart wird mit einer Tasse heißem Wasser abgebrüht; eine halbe Minute ziehen lassen, abseihen und alle zwei bis drei Stunden einen Eßlöffel von diesem Tee einnehmen.

Pestwurz: Für zwölf Stunden weicht man einen gestrichenen Teelöffel Pestwurzwurzeln pro Tasse in kaltem Wasser ein. Anschließend wird der Kaltansatz erwärmt, abgeseiht und schluckweise ein bis zwei Tassen pro Tag getrunken.

Schlüsselblume: Pro Tasse einen gehäuften Teelöffel Schlüsselblumen, verwendet werden nur die oberen Blütendolden, mit heißem Wasser abbrühen, eine halbe Minute ziehen lassen, abseihen und schluckweise ein bis zwei Tassen Tee pro Tag trinken.

Wiesengeißbart: Pro Tasse einen gehäuften Teelöffel kleingeschnittene Wiesengeißbartblüten mit heißem Wasser abbrühen und eine halbe Minute ziehen lassen; abseihen und schluckweise zwei bis drei Tassen am Tag trinken.

Zinnkraut: Als Vorsorgemaßnahme gegen Rheuma, Gicht- und Nervenschmerzen empfiehlt sich der tägliche Konsum einer Tasse Zinnkraut-Tee. Ein gehäufter Teelöffel Zinnkraut wird mit einer Tasse heißem Wasser abgebrüht; eine halbe Minute ziehen lassen, anschließend abseihen und schluckweise trinken.

Kleiner Schwedenbitter: Mit den vier Tassen Brennessel-Tee trinkt man dreimal eine halbe Tasse mit einem Eßlöffel Kleinen Schwedenbitter. Die halbe Tasse mit dem Kleinen Schwedenbitter wird vor und nach jeder Mahlzeit getrunken.

Haarausfall

Walnuß: Zwei gehäufte Teelöffel kleingeschnittene Walnußblätter mit einer Tasse heißem Wasser abbrühen und eine halbe Minute ziehen lassen; abseihen und mit dem Absud die Kopfhaut massieren.

Haarwuchs

Brennessel-Waschung: Die Brennessel, eine vielfach unterschätzte Heilpflanze, kräftigt den Haarwuchs. Für die Kopfwäsche verwendet man den Absud von frischen Brennesseln. Zehn Handvoll frische Brennesseln werden in einem Fünf-Liter-Topf mit kaltem Wasser langsam erhitzt. Fünf Minuten ziehen lassen, abseihen und damit das Haar waschen. Zur Festigung und Kräftigung des Haarwuchses eignet sich auch ein Absud aus Brennesselwurzeln. Zwei gehäufte Handvoll Wurzeln werden zwölf Stunden in kaltem Wasser eingeweicht. Anschließend erwärmt man den Kaltansatz, läßt ihn zehn Minuten ziehen, seiht die Wurzeln ab und wäscht das Haar damit.

Brennessel-Essenz: Zusätzlich zu den Kopfwaschungen sollte man täglich die Kopfhaut mit einer Brennessel-Essenz massieren. Die im Frühjahr oder Herbst gegrabenen Wurzeln werden gewaschen, kleingeschnitten, in eine Flasche gefüllt und mit 38–40 %igem Kornbranntwein übergossen. Die Flasche stellt man mindestens zwei Wochen in die Wärme. Mit der Essenz reibt man sich täglich die Kopfhaut ein, was dem Haar einen schönen Glanz verleiht.

Haar-Kur: In fünf Liter kaltem Wasser erwärmt man je eine Handvoll frische Brennesseln, Birken-, Holunder-, Walnußblätter und einen Stengel Schöllkraut bis kurz vor dem Kochen. Einige Minuten ziehen lassen, abseihen und mit der einen Hälfte des Absuds das Haar mit Kernseife gut durchwaschen und mit klarem Wasser ausspülen. Mit dem Rest des Absuds wäscht man das Haar noch einmal nach, läßt ihn einige Minuten auf Haar und Kopfhaut einwirken und trocknet das Haar, ohne die Heilkräuterlösung auszuwaschen.

Klettenwurzel-Waschung: Für zwölf Stunden weicht man 100 g Klettenwurzeln in kaltem Wasser ein. Danach wird der Kaltansatz langsam erwärmt und abgeseiht. Mit der einen Hälfte des Absuds wäscht man das Haar mit einem Stück Kernseife. Mit der zweiten Hälfte spült man den Schaum aus dem Haar. Der Kräuterabsud darf nicht ausgewaschen werden.

Hämorrhoiden

Hierbei handelt es sich um eine Erweiterung von Blutgefäßen im Bereich des unteren Mastdarms. Normalerweise sind es weiche, knoten- oder wulstartige Wölbungen, die innen oder außen am Afterschließmuskel liegen. Man spricht deshalb von inneren und äußeren Hämorrhoiden. Gemeinsam ist beiden Arten von Hämorrhoiden, daß sie sich durch Bauchpressen (beim Husten und beim Stuhlgang) vergrößern oder überhaupt erst deutlich in Erscheinung treten. Die Ursache für Hämorrhoiden sind zeitweilige oder anhaltende Stauungen in den Blutgefäßen dieses Bereichs, die sich auf sitzende Lebensweise, schlechte Eß- und Trinkgewohnheiten zurückführen lassen. Die wesentlich häufigeren inneren Hämorrhoiden verursachen oft jahrelang keine Beschwerden.

Man unterscheidet bei ihrer Entwicklung drei Stadien: zuerst Blutung ohne Schmerz, dann Vorwölbung der Knoten beim Pressen und schließlich Größenzunahme der Knoten, Vorfall der Knoten beim Gehen und Stehen, heftige Blutung. Weitere Anzeichen für innere Hämorrhoiden können auch Brennen, Jucken, Schmerzen, dumpfer Druck, Wundsein am After, Nässen und Verstopfung sein. Bei einem Hämorrhoidenleiden sollte man blähende Nahrungsmittel vermeiden, ebenso wie scharfe Gewürze, Alkohol und Kaffee. Auf die Einnahme von Abführmitteln sollte unbedingt verzichtet werden. Ausreichende Bewegung an frischer Luft, weder zu langes Sitzen noch Stehen sowie Kleidung, die nicht einschnürt, sind zu empfehlen.

Die Aftergegend muß nach jedem Stuhlgang mit einem weichen Schwamm gewaschen werden.

Bärlapp: Einen gestrichenen Teelöffel Bärlapp pro Tasse mit heißem Wasser abbrühen, eine halbe Minute ziehen lassen, abseihen und schluckweise täglich eine Tasse morgens auf nüchternen Magen trinken, nicht mehr.

Hirtentäschel: Auf eine Tasse kommt ein gehäufter Teelöffel Hirtentäschelkraut, das man mit heißem Wasser abbrüht, eine halbe Minute ziehen läßt und abseiht. Mit dem handwarmen Absud macht man Darmeinläufe oder Waschungen.

Hirtentäschel-Sitzbad: Für ein Sitzbad benötigt man ca. 100 g getrocknete Kräuter, die mit heißem Wasser abgebrüht werden; fünf Minuten ziehen lassen, abseihen und dem Badewasser zugießen. Beim Sitzbad müssen die Nieren des Badenden bedeckt sein, die Badedauer beträgt 20 Minuten. Anschließend nicht abtrocknen, sondern in einen Bademantel gehüllt im Bett eine Stunde nachschwitzen.

Kamille: Da die Kamille den Stuhlgang fördert, ohne wie ein Abführmittel zu wirken, ist sie eine indirekte Hilfe bei der Behandlung von Hämorrhoiden. Einen gehäuften Teelöffel Kamille pro Tasse mit heißem

Wasser abbrühen und eine halbe Minute ziehen lassen, abseihen und schluckweise eine Tasse pro Tag vor dem Frühstück trinken.

Kamillen-Salbe: Für die äußere Behandlung von Hämorrhoiden hat sich die Kamillen-Salbe bewährt. In einer Pfanne erhitzt man 250 g reines Schweinefett, streut zwei gehäufte Handvoll frische Kamillenblüten hinein, läßt einmal aufschäumen, rührt um, nimmt die Pfanne vom Herd und läßt sie über Nacht zugedeckt auskühlen. Am nächsten Tag erneut erwärmen, und durch ein Leinentuch in geeignete, verschraubbare Gefäße passieren. Dabei nicht vergessen, die ausgeseihten Blüten im Tuch auszupressen.

Ringelblumen-Salbe: Die vor dem Schwedenbitter-Umschlag aufzutragende Ringelblumen-Salbe wird folgendermaßen hergestellt:
In einer Pfanne erhitzt man 250 g reines Schweinefett und schüttet zwei gehäufte Handvoll Ringelblumen (Blätter, Blüten und Stengel) in das heiße Fett. Man läßt das Ganze aufschäumen, rührt kräftig um und nimmt die Pfanne vom Herd. Zugedeckt über Nacht auskühlen lassen. Am nächsten Tag wird die Pfanne noch einmal leicht erhitzt, ihr Inhalt wird durch ein sauberes Leinentuch passiert, die Blätter, Blüten und Stengel werden ausgepreßt und die so gewonnene Salbe in verschließbare Gefäße abgefüllt.

Schafgarbe: Bei stark blutenden Hämorrhoiden ist Schafgarben-Tee hilfreich. Einen gehäuften Teelöffel Schafgarbe pro Tasse mit heißem Wasser abbrühen, eine halbe Minute ziehen lassen und schluckweise morgens und abends je eine Tasse trinken.

Schafgarben-Salbe: In einer Pfanne erhitzt man 180 g reines Schweinefett und streut 30 g frische, kleingeschnittene Schafgarbenblüten und 30 g kleingeschnittene Himbeerblätter in das heiße Fett. Das Ganze kurz aufschäumen lassen, gut umrühren und von der Herdplatte nehmen. Zugedeckt läßt man die Pfanne über Nacht auskühlen. Am nächsten Tag wird die Pfanne erneut erwärmt, bis das Fett flüssig genug ist, um durch ein sauberes Leinentuch passiert zu werden. Die im Tuch zurückbleibenden Kräuter kräftig auspressen und die so gewonnene Salbe in verschließbare Gläser abfüllen. Mit der Salbe behandelt man Hämorrhoiden äußerlich. Die Schafgarben-Salbe muß kühl aufbewahrt werden.

Schöllkraut: Einen gestrichenen Teelöffel Schöllkraut pro Tasse mit heißem Wasser abbrühen, eine halbe Minute ziehen lassen, abseihen und schluckweise bis zu zwei Tassen Tee pro Tag trinken.

Schöllkraut-Saft: Aus frisch gepflückten Blättern, Blüten und Stengeln des Schöllkrauts gewinnt man mit Hilfe eines Entsafters frischen Schöllkraut-Saft. Pro Tag trinkt man einen Teelöffel Schöllkraut-Saft mit einer Tasse Wasser verdünnt.

Zinnkraut: Die blutstillenden Eigenschaften des Zinnkrauts versprechen bei blutenden Hämorrhoiden rasche Hilfe. Je nach Stärke der Blutung pro Tasse zwei bis drei gehäufte Teelöffel Zinnkraut mit heißem Wasser abbrühen, eine halbe Minute ziehen lassen, abseihen und schluckweise zwei bis drei Tassen am Tag trinken.

Kleiner Schwedenbitter: Man beträufelt einen geeignet großen Wattebausch mit Kleinem Schwedenbitter und legt ihn über Nacht auf den After. Vor dem Schlafengehen nimmt man einen Teelöffel Kleinen Schwedenbitter, mit lauwarmem Wasser oder Kräutertee verdünnt.

Hodenkrebs – Hodenschwellung

Bärlapp: Pro Tasse einen gestrichenen Teelöffel Bärlapp mit heißem Wasser abbrühen, eine halbe Minute ziehen lassen und abseihen; schluckweise täglich eine Tasse morgens auf nüchternen Magen trinken, nicht mehr.

Johannisöl: Man füllt eine Flasche mit frischen Blüten und Knospen des Johanniskrauts und übergießt sie mit Öl, das die Kräuter bedecken muß. Dann stellt man die Flasche drei Wochen in die Wärme. Mit der Zeit verfärbt sich das Öl rot. Mit diesem Öl reibt man sich mehrmals täglich ein.

Majoranöl: Man füllt eine Flasche mit Majoran, übergießt die Kräuter mit Öl und läßt die Flasche drei Wochen in der Wärme stehen. Mit dem Majoranöl streicht man sich ebenfalls ein.

Ringelblumen-Salbe: Die vor dem Schwedenbitter-Umschlag aufzutragende Ringelblumen-Salbe wird folgendermaßen hergestellt:
In einer Pfanne erhitzt man 250 g reines Schweinefett und schüttet zwei gehäufte Handvoll Ringelblumen (Blätter, Blüten und Stengel) in das

heiße Fett. Man läßt das Ganze aufschäumen, rührt kräftig um und nimmt die Pfanne vom Herd. Zugedeckt über Nacht auskühlen lassen. Am nächsten Tag wird die Pfanne noch einmal leicht erhitzt, ihr Inhalt durch ein sauberes Leinentuch passiert, die Blätter, Blüten und Stengel werden ausgepreßt und die so gewonnenen Salbe in verschließbare Gefäße abgefüllt. Mit der Ringelblumen-Salbe streicht man die Hoden ein.

Zinnkraut-Umschlag: Zwei gehäufte Handvoll Zinnkraut hängt man in einem Sieb über einen Topf mit kochendem Wasser. Durch den aufsteigenden Wasserdampf wird das Zinnkraut heiß. Man kippt es in ein sauberes Leinentuch und legt es auf die Hoden. Der Umschlag wird mit einem warmen Tuch fixiert und muß mehrere Stunden oder über Nacht einwirken.

Frischblätter-Auflage: Frische Blätter des Labkrauts, der Pestwurz, des Spitz- oder Breitwegerichs oder frische Blätter und Stengel der Ringelblume werden gewaschen und mit einem Nudelholz auf einem Holzbrett zerquetscht. Dann wird der frische Blätterbrei auf die erkrankte Körperregion aufgelegt. Man sollte alle beschriebenen Kräuter anwenden, bis der Patient herausgefunden hat, welche Pflanze die angenehmste und wohltuendste Wirkung auslöst.

Kleiner Schwedenbitter-Umschlag: Vor dem Auflegen eines Schwedenbitter-Umschlags streicht man die Hoden mit Ringelblumen-Salbe ein, damit der Alkohol des Kleinen Schwedenbitters der Haut nicht das Fett entzieht. Nun wird ein geeignet großer Wattebausch mit Kleinem Schwedenbitter beträufelt und aufgelegt. Als Wärmeschutz legt man darüber eine trockene Lage Watte, eine Plastikfolie und fixiert die Auflage mit einem warmen Tuch. Den Umschlag läßt man, je nach Verträglichkeit, zwei bis vier Stunden oder über Nacht einwirken.

Hodenschwellung

Bärlapp: Pro Tasse einen gestrichenen Teelöffel Bärlapp mit heißem Wasser abbrühen, eine halbe Minute ziehen lassen und abseihen; schluckweise täglich eine Tasse morgens auf nüchternen Magen trinken, nicht mehr.

Johannisöl: Man füllt eine Flasche mit frischen Blüten und Knospen des Johanniskrauts und übergießt sie mit Öl, das die Kräuter bedecken muß.

Dann stellt man die Flasche drei Wochen in die Wärme. Mit der Zeit verfärbt sich das Öl rot. Mit diesem Öl reibt man sich mehrmals täglich ein.

Majoranöl: Man füllt eine Flasche mit Majoran, übergießt die Kräuter mit Öl und läßt die Flasche drei Wochen in der Wärme stehen. Mit dem Majoranöl streicht man sich ebenfalls ein.

Ringelblumen-Salbe: Die vor dem Schwedenbitter-Umschlag aufzutragende Ringelblumen-Salbe wird folgendermaßen hergestellt:
In einer Pfanne erhitzt man 250 g reines Schweinefett und schüttet zwei gehäufte Handvoll Ringelblumen (Blätter, Blüten und Stengel) in das heiße Fett. Man läßt das Ganze aufschäumen, rührt kräftig um und nimmt die Pfanne vom Herd. Zugedeckt über Nacht auskühlen lassen. Am nächsten Tag wird die Pfanne noch einmal leicht erhitzt, ihr Inhalt durch ein sauberes Leinentuch passiert, die Blätter, Blüten und Stengel werden ausgepreßt und die so gewonnene Salbe in verschließbare Gefäße abgefüllt. Mit der Ringelblumen-Salbe streicht man die Hoden ein.

Zinnkraut-Umschlag: Zwei gehäufte Handvoll Zinnkraut hängt man in einem Sieb über einen Topf mit kochendem Wasser. Durch den aufsteigenden Wasserdampf wird das Zinnkraut heiß. Man kippt es in ein sauberes Leinentuch und legt es auf die Hoden. Der Umschlag wird mit einem warmen Tuch fixiert und muß mehrere Stunden oder über Nacht einwirken.

Frischblätter-Auflage: Frische Blätter des Labkrauts, der Pestwurz, des Spitz- oder Breitwegerichs oder frische Blätter und Stengel der Ringelblume werden gewaschen und mit einem Nudelholz auf einem Holzbrett zerquetscht. Dann wird der frische Blätterbrei auf die erkrankte Körperregion aufgelegt. Man sollte alle beschriebenen Kräuter anwenden, bis der Patient herausgefunden hat, welche Pflanze die angenehmste und wohltuendste Wirkung auslöst.

Kleiner-Schwedenbitter-Umschlag: Vor dem Auflegen eines Schwedenbitter-Umschlags streicht man die Hoden mit Ringelblumen-Salbe ein, damit der Alkohol des Kleinen Schwedenbitters der Haut nicht das Fett entzieht. Nun wird ein geeignet großer Wattebausch mit Kleinem Schwedenbitter beträufelt und aufgelegt. Als Wärmeschutz legt man darüber eine trockene Lage Watte, eine Plastikfolie und fixiert die Auflage mit einem warmen Tuch. Den Umschlag läßt man, je nach Verträglichkeit, zwei bis vier Stunden oder über Nacht einwirken.

Impotenz

Man unterscheidet zwei Arten von Impotenz: 1. das Unvermögen des Mannes, den Geschlechtsverkehr auszuüben (Beischlafunfähigkeit), und 2. seine Unfähigkeit, ein Kind zu zeugen (Zeugungsunfähigkeit). Besonders ab dem 45. bis 50. Lebensjahr kommt es zu einem raschen Nachlassen der Potenz. Die absolute Impotenz ist dabei aber eher selten. Beischlafunfähigkeit äußert sich durch eine fehlende Erektion, zu schnelle Ejakulation oder fehlenden Orgasmus. Für diese Störungen im Ablauf des Beischlafs können körperliche Ursachen in Frage kommen: ein unentdeckter Tumor oder andere organische Krankheiten. Selbst ein harmloser kleiner Polyp in der Harnröhre kann störende Auswirkungen haben. Ebenso eine Harnröhrenverengung (verursacht durch Verletzungen oder Tripper) sowie eine Verengung der Vorhaut. Auch ein gestörter Hormonhaushalt infolge von Krankheit kann schuld an der Impotenz sein. Alkoholkonsum, der Hemmungen lösen sollte, bewirkt unter Umständen das Gegenteil. Zumeist ist nämlich die seelische Einstellung des Mannes zum Beischlaf oder zur Partnerin an der Impotenz schuld. Und dies kann weder durch Alkohol noch Aphrodisiaka (Mittel gegen Mannesschwäche), die die sexuelle Erregung steigern sollen, beseitigt werden.

Die Furcht vor dem Versagen, die häufig an der Liebesunfähigkeit schuld ist, kann nur durch das Überwinden dieser Furcht bekämpft werden. Der „Leistungszwang im Bett" ist völlig unangebracht. Nur wer ehrlich mit sich selbst und zu seiner Partnerin ist, wird aus dieser Zwangssituation ausbrechen und zu einem erfüllten Geschlechtsleben finden. Darüber hinaus ist oft beruflicher Streß Grund der Impotenz.

Eine verhältnismäßig häufige Störung ist die sogenannte „Ejaculatio praecox" (vorzeitiger Samenerguß). Er erfolgt sogleich nach der Erektion des Gliedes. Normaler Beischlaf ist dadurch unmöglich. Auch hier können organische Störungen wie Schleimhautpolypen in der Harnröhre der Grund sein. Liegen keine organischen Störungen vor, sollten die seelischen Ursachen von einem Psychologen abgeklärt werden.

Die andere Art der Impotenz, die Sterilität, hat mit der oben beschriebenen nichts zu tun. Der Beischlaf kann hier ganz normal ausgeübt werden. Die Gründe für die Zeugungsunfähigkeit sind organischer Natur. Das Ejakulat (Samenflüssigkeit) muß mikroskopisch untersucht werden und damit die Ursache für die vorliegende Sterilität. Bei Impotenz haben Zigaretten und Alkohol einen äußerst negativen Einfluß und sind daher völlig zu meiden.

Frauenmantel: Einen gehäuften Teelöffel Frauenmantel pro Tasse mit heißem Wasser abbrühen, eine halbe Minute ziehen lassen, abseihen und schluckweise vier Tassen Tee am Tag trinken.

Hirtentäschel-Essenz: Man füllt eine Flasche mit frisch gepflücktem Hirtentäschelkraut und übergießt die Kräuter mit 38–40 %igem Kornbranntwein. Die Flasche stellt man mindestens zwei Wochen in die Wärme. Mit der so gewonnenen Hirtentäschel-Essenz reibt man den Unterleib ein.

Wiesenbärenklau-Essenz: Kleingeschnittene Blätter und Sprossen des Wiesenbärenklaus füllt man in eine Flasche und übergießt sie mit 38–40 %igem Kornbranntwein. Von der so gewonnenen Essenz nimmt man täglich zweimal 30 Tropfen im oben beschriebenen Frauenmantel-Tee.

Ischias

Der Ischiasnerv ist der längste Nerv des Körpers. Er versorgt einen Teil der Ober- und Unterschenkelmuskulatur, die Gelenke und die Haut der Beine. Schmerzen am Ischiasnerv haben meist ihre Ursache in einem Bandscheibenschaden. Doch auch Verletzungen des Nervs, Infektions- oder Stoffwechselkrankheiten ebenso Alkoholismus, sowie ausstrahlende Schmerzen, zum Beispiel von einer Hüftgelenksentzündung, können die Beschwerden hervorrufen. Unterschiedlichste Arten von Schmerzen können sich vom Gesäß über die Rückseite der Schenkel bis hinunter zum Fußknöchel ziehen. Dazu kann an den betroffenen Stellen Taubheitsgefühl auftreten. Husten oder Niesen verstärkt meist die Schmerzen.

Brennessel-Vollbad: Brennessel-Vollbäder sind ein probates Mittel zur Linderung heftiger Ischiasschmerzen. 200 g Brennesseln werden zwölf Stunden in einem Fünf-Liter-Eimer mit kaltem Wasser eingeweicht. Anschließend wird der Kaltansatz erwärmt, abgeseiht und dem Badewasser zugegossen. Das Herz des Badenden darf dabei nicht vom Wasser bedeckt sein. Die Badedauer beträgt 20 Minuten. Anschließend nicht abtrocknen, sondern in einen Bademantel gehüllt im Bett eine Stunde nachschwitzen.

Frische Brennessel: Bei Ischiasschmerzen in Armen und Beinen streicht man mit einer frisch gepflückten Brennessel ganz vorsichtig und leicht, beginnend von unten nach oben, viermal über die schmerzenden Stellen. Anschließend wird die leicht gerötete Hautpartie eingepudert. Bereits nach wenigen Tagen sollte sich eine Besserung einstellen.

Farnkraut: Man befreit frische Farnblätter vom Hauptstengel, gibt sie auf ein Handtuch und hüllt sich damit über Nacht ein.

Johannisöl: Bei Ischias bringen Einreibungen mit Johannisöl rasche Linderung. Man füllt eine Flasche mit frischen Blüten und Knospen des Johanniskrauts und übergießt sie mit Öl, das die Blüten bedecken muß. Die Flasche stellt man drei Wochen in die Wärme. Mit der Zeit verfärbt sich das Öl rot.

Wiesengeißbart: Pro Tasse einen gehäuften Teelöffel kleingeschnittene Wiesengeißbartblüten mit heißem Wasser abbrühen und eine halbe Minute ziehen lassen; abseihen und schluckweise zwei bis drei Tassen am Tag trinken.

Leberleiden

Leberleiden, vor allem bei Männern, haben erheblich zugenommen. Schuld daran ist vor allem der übertriebene Genuß von Alkohol. Daneben setzen Medikamente, falsche Ernährung und Viren der Leber zu. Der Patient fühlt sich matt, abgeschlagen, flau. Ihm ist immer ein wenig übel und er hat keinen Appetit. Unter dem rechten Rippenbogen verspürt er einen dumpfen Druck.

Mariendistel: Auch die Mariendistel heilt Leber- und Galleleiden gut aus. Sie enthält das diesen Organen wohltätige Silymarin, das auch als Fertigpräparat erhältlich ist. Gleiche Wirkung hat auch die Teekur: Einen Teelöffel Mariendistelfrüchte überbrühen, 10 bis 15 Minuten ziehen lassen, heiß in Schlucken trinken, nüchtern vor den Mahlzeiten.

Wärme: Wickel: Man legt ein feuchtes, körperwarmes Tuch auf die betroffene Stelle und darauf eine Wärmeflasche. Dann wird der Leib mit einem trockenen Handtuch umwickelt. Der Patient sollte dabei unbedingt im Bett liegen und mit einer warmen Decke zugedeckt sein.

Diättage: Hin und wieder sollte man einen Diättag wie zum Beispiel den Kartoffeltag einschalten: Morgens Tee und Knäckebrot, mittags drei Kartoffeln mit nicht blähendem Gemüse (Spinat, Karotten, u. ä.), abends drei Kartoffeln mit Milch, Topfen (Quark) und Kräutern, aber ohne Salz. Man muß dabei unbedingt auf einen regelmäßigen Stuhlgang achten. Eventuell hilft man mit etwas Karlsbader Salz nach.

Leistenbruch

Frauenmantel: Nach Möglichkeit sollte man den Tee mit frisch gepflücktem Frauenmantel bereiten. Einen gehäuften Teelöffel Frauenmantel pro Tasse mit heißem Wasser abbrühen und eine halbe Minute ziehen lassen, abseihen und schluckweise über den Tag verteilt vier Tassen Tee trinken.

Hirtentäschel-Essenz: Für die äußerliche Anwendung beim Leistenbruch empfiehlt sich Hirtentäschel-Essenz zum Einreiben. Dazu füllt man frisches Hirtentäschelkraut, gewaschen und kleingeschnitten, in eine Flasche und übergießt es mit 38–40 %igem Kornbranntwein. Anschließend stellt man die Flasche mindestens zwei Wochen in die Wärme. Mit der Essenz reibt man mehrmals täglich den Leistenbruch ein.

Magengeschwür

Magengeschwüre sind Defekte der Schleimhaut, die in dem Bereich auftreten, wo der saure Magensaft einwirkt. Das Geschwür entsteht, wenn bestimmte Teile der Schleimhaut der Verdauungswirkung des Magensaftes nicht mehr standhalten können. Bildlich ausgedrückt: Der Magen beginnt sich selbst zu verdauen. Männer sind von dieser Krankheit viermal häufiger betroffen als Frauen.
Magengeschwüre haben die verschiedensten Ursachen. Die Disposition zu dieser Krankheit kann auch vererbt sein. Vor allem aber sind es Streß, Rauchen, falsche und mangelhafte Ernährung oder chronische Lebererkrankungen, die Magengeschwüre bewirken. Der Betroffene fühlt sich unbehaglich, leidet unter Druck- und Völlegefühl im Oberbauch, Übel-

keit und Aufstoßen. Häufig muß er auch erbrechen, bekommt Sodbrennen und dumpfe oder bohrende Magenschmerzen, die in den Rücken ausstrahlen. Vor allem unmittelbar nach der Mahlzeit auftretende Schmerzen deuten auf ein Magengeschwür. Spätere Schmerzen lassen eher auf eine Darmkrankheit schließen.

Die Symptome treten im Frühjahr und im Herbst auf. Schlecht vertragen werden von Magenkranken vor allem Alkohol, Fleischbrühe, scharf gewürzte und fettgebackene Speisen, grobes Gemüse und grobes tierisches Fett. Häufig leiden sie auch unter Stuhlunregelmäßigkeiten wie Verstopfung oder Durchfall. Die Zunge ist meistens belegt. Magenkranke haben einen leidenden Gesichtsausdruck mit tief eingegrabenen Nasen-Lippen-Falten und eingefallenen Wangen.

Auf jeden Fall ist bei diesen Beschwerden eine Diät einzuhalten. Sie bewirkt eine Schonung und Entlastung des Magens, Vermeidung von Reizen und eine Normalisierung der Magensaftabsonderungen wie Magenbewegungen. Man sollte auch unbedingt folgende Punkte berücksichtigen:

1. Speisen gut kauen.
2. Häufig kleine Mahlzeiten.
3. Einnahme der Mahlzeiten in Ruhe und bei Entspannung.
4. Mundgerechte Temperatur der Speisen.
5. Milde Speisen, keine einseitige Breikost; Verwendung entsprechender Gewürze wie Bohnenkraut, Brunnenkresse, Dill, Melisse, Petersilie, Schnittlauch und Thymian.
6. Wenig Salz.
7. Weißen Zucker und Konditoreiwaren vermeiden.
8. Rauchverbot strikt einhalten.
9. Vermeidung von Alkohol.

Hinweis: Bei Magengeschwüren kann roher Kartoffelsaft oder roher Kohlsaft – über Wochen oder Monate eingenommen – oft gute Wirkung zeigen. Man nimmt dreimal täglich vor dem Essen den Saft einer kleinen Kartoffel und mindestens 5 ml Kohlsaft in der Suppe oder nach dem Essen ein. Nimmt man zugleich noch Holzasche oder -kohle ein und berücksichtigt die entsprechende Diät, kann es sogar zu einer Heilung kommen.

Kartoffelsaft: Eine rohe Kartoffel wird fein gerieben und ausgepreßt. Den so erhaltenen Saft verdünnt man mit der doppelten bis dreifachen

Menge warmem Wasser. Regelmäßig morgens nüchtern, mittags vor dem Essen und abends vor dem Zubettgehen wird dieser Kartoffelsaft zubereitet und sogleich eingenommen. Er sollte nie längere Zeit stehen.

Holzasche: Nach dem Essen nimmt man einen Teelöffel gewöhnliche Holzasche in etwas Wasser ein. Man übergießt die Asche mit warmem Wasser und trinkt dieses dann mitsamt der Asche. Fehlt die Asche, kann man auch gewöhnliche Holzkohle, am vorteilhaftesten ist Lindenholzkohle, zerstoßen. Diese vermischt man mit etwas Wasser, mit Haferflocken oder sonstigen Getreideprodukten und nimmt das Gemisch zu sich. Die Holzasche kann auf diese Weise leicht geschluckt und die Säure damit neutralisiert werden. Möchte man die Asche nicht wie beschrieben einnehmen, kann man sie auch mit heißem Wasser übergießen, ziehen lassen, durch ein Tüchlein seihen und filtrieren. Die so erhaltene Lauge wird getrunken und auf diese Weise die Säure neutralisiert.

Misch-Tee: Es wird hier auch ein Misch-Tee für Magengeschwüre empfohlen: 50 g Breitwegerich, 50 g Kamille und 50 g Ringelblumen, ein gehäufter Teelöffel auf einen Viertelliter Wasser, brühen, kurz ziehen lassen. Zwei bis drei Tassen tagsüber schluckweise warm trinken.

Käsepappel: Zwei bis drei Tassen kaltes Wasser, zwei bis drei gehäufte Teelöffel Käsepappel werden über Nacht gewässert, morgens ganz leicht angewärmt. Der mit dem Wasser herausgezogene Schleimstoff der Pflanze heilt Magengeschwüre in kürzester Zeit.

Muskelerkrankung

Hirtentäschel-Essenz: Für die äußerliche Anwendung empfiehlt sich Hirtentäschel-Essenz zum Einreiben. Man füllt frisches Hirtentäschelkraut, gewaschen und kleingeschnitten, in eine Flasche und übergießt es mit 38–40%igem Kornbranntwein. Anschließend stellt man die Flasche mindestens zwei Wochen in die Wärme. Mit der Essenz reibt man mehrmals täglich die betroffenen Muskeln ein.

Misch-Tee: Frauenmantel und Hirtentäschel, die gleiche Menge gemischt, versprechen Hilfe bei Muskelerkrankungen. Einen gehäuften Teelöffel dieser Kräutermischung pro Tasse mit heißem Wasser abbrühen, eine halbe Minute ziehen lassen, abseihen und schluckweise drei bis vier Tassen am Tag trinken.

Muskelrheumatismus, Muskelverdickung

Der Muskelrheumatismus ist die häufigste aller Bindegewebsentzündungen. Auslösende Faktoren für die auftretenden starken Muskelschmerzen können Infekte, Klimaeinflüsse und Verletzungen sein. Am häufigsten sind die Hals-, Rücken- und Schultermuskulatur betroffen. Muskelverdickungen, oftmals eine Folgeerscheinung von Rheuma, heilt man mit warmen Breiumschlägen.

Beinwurz: Einen Eßlöffel Beinwurzmehl mischt man mit einigen Tropfen Speiseöl und einer Tasse heißem Wasser zu einem Brei. Dieser wird auf ein Leinentuch gestrichen und warm auf die Muskelverdickung aufgelegt.

Muskelschwund

Frauenmantel: Pro Tasse einen gehäuften Teelöffel Frauenmantel mit heißem Wasser abbrühen, eine halbe Minute ziehen lassen, abseihen und schluckweise vier Tassen Tee am Tag trinken. Nach Möglichkeit sollte man frisch gepflückte Kräuter verwenden.

Hirtentäschel-Essenz: Als äußerliche Anwendung reibt man dreimal täglich die vom Muskelschwund betroffenen Partien mit Hirtentäschel-Essenz ein. Man füllt frisches Hirtentäschelkraut, gewaschen und kleingeschnitten, in eine Flasche und übergießt es mit 38–40%igem Kornbranntwein. Anschließend stellt man die Flasche mindestens zwei Wochen in die Wärme. Mit der Essenz reibt man mehrmals täglich die betroffenen Muskeln ein.

Thymianöl: Neben der Hirtentäschel-Essenz empfiehlt sich auch Thymianöl für die äußerliche Anwendung beim Muskelschwund. Frisch gepflückte Thymianblüten werden in eine Flasche gefüllt und mit Öl übergossen. Die Flasche läßt man drei Wochen in der Sonne stehen. Mit dem so gewonnenen Thymianöl reibt man mehrmals täglich, im Wechsel mit der Hirtentäschel-Essenz, die vom Muskelschwund befallenen Glieder ein.

Muskelzerrung, Muskelriß

Durch plötzliche Anspannung oder Überdehnung eines Muskels kann es zu einer Muskelzerrung, im Extremfall sogar zum Muskelriß kommen. Bei der Zerrung reißen einzelne Fasern, beim Riß fast der gesamte Muskel. Meist sind Waden- und Oberschenkelmuskulatur betroffen. Der Schmerz tritt plötzlich auf. Die Bewegung ist stark beeinträchtigt. Beim Muskelriß zeigt sich bald ein ausgedehnter, schmerzhafter Bluterguß. Meist genügt eine Ruhigstellung der betroffenen Gliedmaßen, bis sich der Muskel wieder erholt hat. Beim Muskelriß ist nur selten der gesamte Muskel betroffen. Auch hier genügen zur Heilung etwa vier Wochen Ruhe. Bei schwereren Verletzungen muß der Muskel allerdings genäht werden. Zur Unterstützung der Heilung dienen Massagen und leichte Bewegungsübungen. Von einem Muskelbruch spricht man, wenn die sehnige Hülle des Muskels reißt und der Muskel durch diese Lücke tritt.

Ringelblumen-Essenz: Umschläge mit Ringelblumen-Essenz versprechen rasche Besserung bei Muskelzerrungen. Man füllt eine Handvoll Ringelblumenblüten in eine Flasche, übergießt sie mit einem Liter 38–40%igem Kornbranntwein und läßt die Flasche mindestens zwei Wochen in der Wärme stehen. Die so gewonnene Essenz verdünnt man mit abgekochtem Wasser, tränkt ein sauberes Tuch damit und legt den Umschlag auf die betroffene Muskelpartie.

Prellung

Arnika-Essenz: Die Blütenblätter der Arnika werden aus den grünen Blütenkelchen herausgedreht und in eine Flasche gefüllt. Ist diese bis zu zwei Drittel angefüllt, gießt man 38–40%igen Kornbranntwein darüber und läßt die Flasche mindestens zwei Wochen in der Wärme stehen. Einen Teil der fertigen Essenz seiht man ab, den anderen Teil läßt man auf den Blütenblättern stehen. Nach der ersten Abfüllung in eine kleinere Flasche kann man die große Flasche noch einmal mit Alkohol auffüllen. Mit der Arnika-Essenz streicht man die Prellung ein.

Beinwurz-Essenz: Regelmäßige Einreibungen mit Beinwurz-Essenz mildern die Schmerzen. Die Wurzeln der Beinwurz werden mit einer Bürste gewaschen, kleingeschnitten und in eine Flasche gefüllt. Dann werden die Wurzeln mit 38–40%igem Kornbranntwein übergossen und die Flasche mindestens zwei Wochen in die Wärme gestellt. Mit der Essenz reibt man täglich die betroffenen Gelenke ein.

Ringelblumen-Salbe: Die vor dem Schwedenbitter-Umschlag aufzutragende Ringelblumen-Salbe wird folgendermaßen hergestellt.

In einer Pfanne erhitzt man 250 g reines Schweinefett und schüttet zwei gehäufte Handvoll Ringelblumen (Blätter, Blüten und Stengel) in das heiße Fett. Man läßt das Ganze aufschäumen, rührt kräftig um und nimmt die Pfanne vom Herd. Zugedeckt über Nacht auskühlen lassen. Am nächsten Tag wird die Pfanne noch einmal leicht erhitzt, ihr Inhalt durch ein sauberes Leinentuch passiert, die Blätter, Blüten und Stengel werden ausgepreßt und die so gewonnene Salbe in verschließbare Gefäße abgefüllt.

Wiesenbärenklau: Frisch gepflückte Blätter des Wiesenbärenklaus werden gewaschen und mit einem Nudelholz auf einem Holzbrett zerquetscht. Der frische Blätterbrei wird auf die Prellung aufgelegt und mit einem warmen Tuch abgebunden. Man kann selbstverständlich auch Auflagen aus ganzen, gewaschenen Blättern machen.

Prostatabeschwerden

Die Prostata liegt direkt unter der Harnblase und wird vom Anfangsteil der Harnröhre durchzogen. Ihre Aufgabe ist es, zum männlichen Samen die Samenflüssigkeit beizumischen.

Entzündung der Prostata

Eine Entzündung der Prostata (Prostatitis) kommt vor allem bei Männern im Alter von 20 bis 40 Jahren vor. Sie geht meistens auf eine Infektion mit Darmbakterien, die über die Harnröhre in die Prostata gelangt sind, oder auf einen Tripper zurück. Anzeichen einer Entzündung sind: häufiger Harndrang, Schmerzen beim Wasserlassen und beim Stuhlgang, Völlegefühle im Enddarm und manchmal auch Fieber und Schüttelfrost sowie Schmerzen in der Lenden- und Kreuzbeinregion. Es ist auf jeden Fall reichliche Flüssigkeitszufuhr, Bettruhe, sexuelle Abstinenz und Verzicht auf Alkohol geboten.

Bei der chronischen Prostataentzündung, die entweder als Folge einer nicht ausgeheilten akuten Entzündung oder einfach primär als chronische entsteht, sind die Anzeichen geringer als bei der akuten Prostatitis:

häufiger Harndrang, Brennen in der Harnröhre, Kältegefühl am Damm und in den Geschlechtsteilen, Kreuzschmerzen, Verschlechterung der Beschwerden nach Abkühlung machen darauf aufmerksam.

Prostataabszeß

Dabei wandern die Keime auf dem Blutweg im Gefolge von schweren Eiterungen (Mandelabszeß, Karbunkel, Knochenmarkeiterung) in die Vorsteherdrüse ein. Zu den Symptomen der akuten Prostataentzündung treten noch weitere schwere Erscheinungen wie hohes Fieber, Dauerschmerz in der Darm- und Aftergegend hinzu.

Prostatatumore

Sie kommen vor allem im höheren Lebensalter vor. Bei den meisten Männern entwickelt sich mit steigendem Alter ein Prostata-Adenom. Diese gutartige Geschwulsterkrankung ist bei etwa 80 Prozent aller Männer nach dem 60. Lebensjahr nachweisbar. Starke Beschwerden verursacht sie aber nur in der Hälfte der Fälle. Die Ursache dafür sind Veränderungen im Hormonhaushalt. Während ab dem 40. Lebensjahr die Produktion der männlichen Geschlechtshormone (Androgene) nachläßt, bleibt die Östrogenproduktion unverändert. Sie führt zu einem Wachstum des Drüsengewebes der Prostata.

Das erste Stadium des Prostata-Adenoms, häufiges Wasserlassen, wird meist nicht genügend beachtet. Dieser Zustand kann jahrelang dauern, bleibt jedoch selten ohne Folgen. Meistens entwickelt sich, weil die Harnröhre durch die vergrößerte Prostata abgeklemmt ist, eine sogenannte „Balkenblase". Die Muskulatur in der Blasenwand versucht ständig den überflüssigen Urin hinauszubefördern. Durch dieses „Training" nimmt sie kräftig zu. Dieser Zustand kann durch verstärkten Alkoholgenuß, nasse Füße, Stuhlverstopfung oder langes Sitzen noch verstärkt werden. Günstig wirken sich dagegen Bewegung, Wärme oder Diät aus.

Behandlung bei Prostataerkrankung

Kleinblütiges Weidenröschen: Bei allen Prostatabeschwerden, ganz gleich ob es sich um eine Entzündung oder im schlimmsten Fall auch um

Prostatakrebs handelt, hilft das Kleinblütige Weidenröschen. Einen gehäuften Teelöffel Kleinblütiges Weidenröschen pro Tasse mit heißem Wasser abbrühen und eine halbe Minute ziehen lassen; abseihen und schluckweise zwei Tassen am Tag trinken. Eine Tasse trinkt man morgens auf nüchternen Magen, die zweite Tasse abends vor dem Abendessen.

Raucherbein

Das „Raucherbein" ist eine Gefäßverschlußkrankheit, die, wenn auch nicht ausschließlich, so doch häufig durch starkes Rauchen hervorgehoben wird. Das Nikotin schädigt Herz und Blutgefäße. Es kommt zu Durchblutungsstörungen. Der Betroffene hinkt nur noch, das Bein wirkt taub. Im Extremfall kann sogar eine Amputation nötig werden. Das Raucherbein kann zwar auch durch Fettstoffwechselstörungen, Zuckerkrankheit oder Bluthochdruck hervorgerufen werden, aber Raucher sind 20–30mal krankheitsanfälliger als Nichtraucher.

Brennessel-Fußbad: Die durch das Nikotin bedingten Gefäßveränderungen in den Beinen, auch Raucherbein genannt, behebt man durch Fußbäder mit der Brennessel. Für zwölf Stunden weicht man frische Stengel und Blätter der Brennessel in einem Fünf-Liter-Eimer mit kaltem Wasser ein. Anschließend wird der Kaltansatz angewärmt und dem Wasser des Fußbades zugegossen. Die Kräuter werden nicht abgeseiht, die Badedauer beträgt 20 Minuten.

Hinweis: Aufgrund des erhöhten Krankheitsrisikos empfiehlt es sich, den Konsum von Zigaretten und Alkohol gänzlich einzustellen.

Raucherbeschwerden

Das Rauchen verursacht, fördert oder verschlimmert direkt oder indirekt eine Reihe von Erkrankungen. Raucher erkranken 10–20mal häufiger an Bronchialkrebs als Nichtraucher. Bei einem Konsum von 20 Zigaretten täglich haben Raucher gegenüber Nichtrauchern eine um acht Jahre verkürzte Lebenserwartung. Desgleichen sind bei Rauchern Krebserkrankungen von Mund, Rachen, Kehlkopf und Speiseröhre häufiger als bei Nichtrauchern anzutreffen. Ebenso eindeutig ist der Zusammenhang zwischen Rauchern und chronischer Bronchitis. Eine Folge des chronischen Raucherhustens ist die Lungenblähung (Lungenemphysem). Auch Herz und Blutgefäße werden durch das Nikotin geschädigt, wodurch wiederum das Auftreten von Herzinfarkt und Arterienverkalkung wahrscheinlicher wird.

Huflattich-Saft: Bei hohem Zigarettenkonsum reagiert der Körper durch Kurzatmigkeit und chronischen, starken Husten. Als Frühjahrskur nimmt man täglich zwei bis drei Teelöffel frisch ausgepreßten Saft der Huflattichblätter in einer Tasse Fleischbrühe oder in heißer Milch.

Hinweis: Aufgrund des erhöhten Krankheitsrisikos empfiehlt es sich den Konsum von Nikotin gänzlich einzustellen.

Rauchersucht

Kalmus: Wer es nicht allein durch Willenskraft schafft, mit dem Rauchen aufzuhören, sollte sich das Rauchen mit Hilfe der Kalmuswurzel abgewöhnen. Die getrocknete, kleingeschnittene Wurzel wird langsam zerkaut, die Reste der Wurzel nicht hinunterschlucken, sondern ausspucken. Anstatt zur Zigarette greift man zur Kalmuswurzel, deren würziger, bitterer Geschmack die Entzugserscheinungen mindert und eine angesteckte Zigarette scheußlich schmecken läßt.

Hinweis: Aufgrund des erhöhten Krankheitsrisikos empfiehlt es sich den Konsum von Nikotin gänzlich einzustellen. Mit Hilfe der Kalmuswurzel wird Ihnen die Entwöhnung leichter fallen.

Sodbrennen

Die Ursache für Sodbrennen ist eine Übersäuerung des Magens. Diese äußert sich durch ein stark brennendes Gefühl in der Magengegend. Der Betroffene muß auch von Zeit zu Zeit sauer aufstoßen. Gegen diese Beschwerden, unter denen vor allem Männer leiden, gibt es einfache Mittel. Sie sind selbst dann noch wirksam, wenn die Säure bis in den Mund heraufkommt. Dazu gehört vor allem die Kartoffel.
Man sollte aber nicht nur an die momentane Beseitigung der Beschwerden denken, sondern etwas dazutun, daß sie tiefgreifend bekämpft wer-

den. Man muß sich deshalb bemühen, seine Magensäfte wieder natürlich zu gestalten: durch milde Kost, weniger Salz und keine scharfen Gewürze, Vermeiden von weißem Zucker und Konditoreiwaren.

Tausendgüldenkraut: Um das Sodbrennen eingehender zu bekämpfen, ist Tee aus Tausendgüldenkraut gut geeignet. Wenn man die Ernährung auf mildere Kost umgestellt hat, sollte man diese Maßnahme mit Tausendgüldenkraut-Tee unterstützen.

Kartoffelsaft: Eine rohe Kartoffel wird fein gerieben und ausgepreßt. Den so erhaltenen Saft verdünnt man mit der doppelten bis dreifachen Menge warmem Wasser. Regelmäßig morgens nüchtern, mittags vor dem Essen und abends vor dem Zubettgehen wird dieser Kartoffelsaft zubereitet und sogleich eingenommen. Er sollte nie längere Zeit stehen.

Holzasche: Wenn das Brennen durch den Kartoffelsaft nicht ganz aufhört, dann sollte man nach dem Essen einen Teelöffel gewöhnliche Holzasche in etwas Wasser einnehmen. Man übergießt die Asche mit warmem Wasser und trinkt dieses dann mitsamt der Asche. Fehlt die Asche, kann man auch gewöhnliche Holzkohle, am vorteilhaftesten ist Lindenholzkohle, zerstoßen. Man vermischt diese mit etwas Wasser, mit Haferflocken oder sonstigen Getreideprodukten und nimmt das Gemisch dann ein. Die Holzasche kann auf diese Weise leicht geschluckt und die Säure damit neutralisiert werden. Möchte man die Asche nicht wie beschrieben einnehmen, kann man sie auch mit heißem Wasser übergießen, ziehen lassen, durch ein Tüchlein seihen und filtrieren. Die so erhaltene Lauge wird getrunken und auf diese Weise die Säure neutralisiert.

Heilerde: Auch Lehm, Heilerde oder Tonerde, in etwas Wasser eingenommen sind hilfreich, um die überflüssige Säure im Magen zu neutralisieren.

Haferflocken: Rohe Haferflocken, trocken gegessen und gut mit Speichel durchmischt, können ebenso dem Magen die Säure nehmen. Sie sind auf jeden Fall der Einnahme des weniger harmlosen Natron vorzuziehen.

Milch: Haben Sie von den aufgeführten Mitteln keines zur Hand, dann versuchen Sie es doch einfach mit ein paar Schlucken Milch. Sie kann zumindest für den Augenblick etwas helfen.

Trunksucht (Alkoholismus)

Laut Weltgesundheitsorganisation (WHO) liegt Alkoholismus vor, wenn jemand „länger als ein Jahr große Mengen Alkohol konsumiert, die Kontrolle über den Alkoholkonsum verloren hat und dadurch körperlich, psychisch und in seiner sozialen Stellung geschädigt ist".

Der Übergang vom gelegentlichen Alkoholkonsum zur Suchtkrankheit ist oft fließend. Bei häufigem Alkoholgenuß kann es zur Alkoholgewöhnung kommen. Von da ist es nur ein kleiner Schritt zur Trunksucht. Sie ist spätestens dann erreicht, wenn der Körper auf Alkoholabstinenz mit Entzugserscheinungen reagiert. Braucht der Kranke im ersten Stadium noch relativ geringe Mengen des Rauschgiftes, so werden es infolge der Gewöhnung täglich mehr.

Es kommt zu chronischer Alkoholvergiftung, die sich auf verschiedene Weise äußern kann: Magenschleimhautentzündung (Gastritis) mit Erbrechen, Herzerweiterung („Trinkerherz"), Nierenerkrankungen, Fettablagerung in der Leber – bis hin zur lebensgefährlichen Leberzirrhose, Impotenz, Schlafstörungen, Arterienverkalkung sowie Nervenentzündungen. Ein spezielles Alkoholismus-Symptom ist das „Delirium tremens", der „Säuferwahn": Es kommt zu Gedächtnislücken sowie optischen und akustischen Sinnestäuschungen wie der sogenannten Alkoholhalluzinose. Neben dieser gibt es viele weitere Psychosen durch die vom Gift Alkohol hervorgerufenen Störungen der Gehirnfunktion. Eine Gesundheitsgefährdung beginnt schon bei 80 g Alkohol täglich; das sind ein Liter Wein oder zwei Liter Bier.

Bei gutem Vorsatz und hinreichender Energie hat der Erkrankte eine Chance, sich selbst von der Sucht zu lösen. Dennoch ist fast immer eine spezielle Therapie angebracht: Langwierige psychotherapeutische Maßnahmen und eine Behandlung in Fachkliniken oder Heimstätten sind meist unumgänglich.

Thymian: Thymian ist ein probates Mittel gegen die Trunksucht. Eine gehäufte Handvoll Thymian wird mit einem Liter kochendem Wasser abgebrüht. Den Aufguß abdecken, zwei Minuten ziehen lassen und dann in eine Thermoskanne abseihen. Von diesem Tee muß der Alkoholiker alle 15 Minuten einen Eßlöffel trinken. Die Reaktionen des Körpers sind drastisch: Übelkeit, Erbrechen, starker Stuhlgang, starkes Urinieren und Schweißausbrüche beuteln den Patienten, führen aber dabei zu großem Appetit und einem sehr starken Durstgefühl. Die Kur muß so oft wiederholt werden, bis die meist unvermeidlichen Rückfälle des Patienten auskuriert sind.

Verdauungsstörungen

Buttermilch: Bei Hartleibigkeit sind Buttermilch und Molken, am besten mit zerstoßenem Leinsamen eingenommen, die einfachsten Mittel.

Feigen: Das einfachste und unschädlichste Mittel für problemlosen Stuhlgang ist die Feigenkur, ein bis zwei Monate angewendet. Man nimmt jeden Abend fünf bis zehn gewöhnliche Kranzfeigen, wäscht sie in lauwarmem Wasser und legt sie in ein Glas mit kaltem Wasser, so daß sie ganz bedeckt sind. Am Morgen ißt man dann alle Feigen auf nüchternen Magen und trinkt das Wasser.

Wunderwasser: Dazu braucht man je 30 g Engelswurz, Balsamkraut (Frauenminze), Rosmarin, Majoran, Ysop, Wermut, Pfefferminzblätter, Thymian, dazu 45 g Salbei. Diese Kräuter gibt man zusammen mit zweieinhalb Liter Aquavit in eine große Flasche, die man auf dem Fensterbrett für zwei Wochen der Sonne aussetzt. Dann wird die Essenz durch Filterpapier gegossen, in kleine Flaschen abgefüllt und verschlossen. Gegen Verdauungsstörungen, Magenschmerzen, Darminfektionen, Verstopfung und Schwindel nimmt man jeden Morgen einen Kaffeelöffel davon auf nüchternen Magen.

Feigenwurst: Ein halbes Kilo Kranzfeigen werden gewaschen und zweimal durch den Fleischwolf gedreht, mit fünf Gramm Sennesblättermehl zu einem Teig verarbeitet. Die geformten Würste werden in Folien eingehüllt und im Kühlschrank aufbewahrt. Täglich morgens nüchtern ein haselnußgroßes Stück – für Kinder nur ein Drittel davon – genommen. Es stellt sich bald eine normale Verdauung ein.

Wegwarte: Besonders stuhlfördernd wirkt Wegwarte. Es wird davon eine halbe oder eine Tasse Wegwarte getrunken. Man brüht einen gestrichenen Teelöffel, läßt kurz ziehen und trinkt den Tee nüchtern. Gleicht selbst jahrelanges hartnäckiges Leiden aus.

Verrenkung – Verstauchung

Eine Verrenkung (Luxation) entsteht, wenn ein Gelenk zu schnell oder gewaltsam abnorm bewegt wird. Der Gelenkkopf des einen Knochens springt dann aus der ihn umgebenden Gelenkpfanne des anderen Knochens. Am häufigsten passiert dies am Schultergelenk.

Dabei hat der Betroffene sehr starke Schmerzen, er kann das Gelenk nicht mehr bewegen. Ein Laie kann im besten Fall einen Verband so anlegen, daß das Gelenk ruhiggestellt ist. Nur ein Fachmann kann das Gelenk wieder einrenken. Anschließend muß das Gelenk noch für einige Zeit geschont werden, um der Gelenkkapsel und den überdehnten Bändern die Möglichkeit zu geben, ihre normale Spannung wiederzugewinnen. Bleibt nämlich die Überdehnung bestehen, ist das Gelenk für eine erneute Verrenkung weit anfälliger.

Durch Stoß oder Sturz kann eine Verstauchung (Distorsion) entstehen. Eine solche plötzliche Fehlbelastung eines Gelenks führt zum Einreißen der Gelenkkapsel und jener Bänder, die dem Gelenk Halt geben. Neben Blutergüssen können auch Sprünge oder Risse in gelenknahen Knochen oder sogar Knochenabsprengungen vorkommen. Meist sind Hand- oder Fußgelenk von der Verstauchung betroffen. Die Schmerzen sind sehr stark, die Druckempfindlichkeit ist hoch. Die Umgebung des betroffenen Gelenks schwillt stark an. Erste Hilfe ist durch Ruhigstellung des Gelenks und kühle Umschläge möglich. Eine ärztliche Untersuchung ist notwendig, wenn die Beschwerden nach Tagen noch nicht zurückgegangen sind, weil dann eine Bänder- oder Knochenverletzung vorliegen kann.

Arnika-Essenz: Bei einer Verstauchung oder Verrenkung reibt man die betroffene Stelle mit Arnika-Essenz ein oder legt die alkoholgetränkten Blütenblätter der Essenz als Auflage auf die schmerzende Stelle. Zur Herstellung der Arnika-Essenz füllt man eine Flasche bis zu zwei Drittel mit frischen Blütenblättern, die man aus dem grünen Blütenkelch der Arnika herausgedreht hat. Dann gießt man die Flasche mit 38–40%igem Kornbranntwein auf und läßt sie mindestens zwei Wochen in der Wärme stehen. Einen Teil der fertigen Essenz seiht man ab, den anderen Teil läßt man auf den Blütenblättern stehen. Nach der ersten Abfüllung in eine kleinere Flasche kann die Flasche mit den Blüten noch einmal mit

Alkohol aufgefüllt werden. Der Arnika-Ansatz mit 75 %igem Weingeist aus der Apotheke muß zur Hälfte mit abgekochtem, abgekühltem Wasser verdünnt werden, um Hautentzündungen und -verletzungen vorzubeugen. Unverdünnt kann dieser Arnika-Ansatz zu Hautverätzungen führen.

Pestwurz: Frisch gepflückte Blätter der Pestwurz werden gewaschen, mit einem Nudelholz auf einem Holzbrett zerquetscht und als Blätterbrei auf die betroffene Stelle gelegt.

Thymianöl: Verstauchungen reibt man äußerlich mit Thymianöl ein, ebenso Verrenkungen. Man füllt eine Flasche mit frisch gepflückten Thymianblüten und übergießt sie mit Öl, bis alle Blüten bedeckt sind. Die Flasche stellt man drei Wochen in die Wärme. Mit dem Thymianöl streicht man die schmerzende Stelle mehrmals täglich ein.

Verkrampfung – Wadenkrampf

Krämpfe (Spasmen) sind unwillkürliche Muskelkontraktionen (Zusammenziehungen). Kurzfristige Kontraktionen bezeichnet man als klonische Muskelkrämpfe, längerfristige, stärkere, als tonische Muskelkrämpfe. Der schmerzhafte tonische Krampf einzelner Muskelgruppen (Krampus) wird durch Überdehnung überbeanspruchter, ermüdeter Muskeln verursacht. Der Wadenkrampf ist der häufigste Krampf dieser Art. Er tritt zum Beispiel nach anstrengenden Märschen oder beim Schwimmen auf. Gegen Krämpfe helfen Massagen und warme Bäder.

Bärlapp-Kissen: Mit getrocknetem Bärlapp, je nach Größe der verkrampften Stelle 100 bis 300 g Kräuter, füllt man einen Kissenbezug, den man über Nacht auf die schmerzende Stelle legt.

Heilerfolge zu Männerkrankheiten

Arthritis

... seit dem Kauf ist mir Ihr Buch ein unentbehrlicher Ratgeber geworden. Mein Mann und ich nehmen regelmäßig abends Schwedenkräuter ein. Mein Mann nur zur Vorbeugung, während sich bei mir der Gesundheitszustand wesentlich besserte. Ich bin seither nicht mehr so anfällig für jede Krankheit. Von einem Tag auf den anderen bekam ich urplötzlich eine Polyarthritis. Nichts half. Ich hielt mich an Ihre Anweisungen bei Arthritis, trinke nun regelmäßig Brennessel-Tee und andere von Ihnen empfohlene Teesorten, die mir ebenso helfen wie Einreibungen und Umschläge, vielfach auch mit Schwedenkräutern. Seit einigen Wochen habe ich kaum noch Gelenkschmerzen, komme ohne Spritzen und Tabletten aus. Ich führe das nur auf Ihre Ratschläge zurück und hoffe zu Gott, daß die chronische Polyarthritis – in allen Gelenken, einschließlich Kiefergelenken – nun dauerhaft zum Stillstand gekommen ist ...

Rita Berger, Bad Hersfeld

Arthrose

... ich bin ein alter Priester, tätig in der Diözese San Sebastian, im Baskenland. So geschah es vor ein paar Jahren, daß ich als alter Mann meine Ration Arthrose und ähnliche Geschenke der Natur bekommen habe. Mein Laufen wurde nach und nach schwerer und schwieriger. Meine rechte Hüfte wurde ziemlich kaputt. Besonders das Treppensteigen wurde für mich ein rechter Kreuzweg. Stock und Geländer, beides mußte ich dabei fest greifen. Es ging mir immer schlechter. Tabletten, Spritzen und ein Stock! Wenn auch schon pensioniert, wollte ich doch noch etwas in der Kirche helfen. Aber das Laufen wurde immer schwieriger, so daß ich mir von meinem Bischof die Erlaubnis erbeten wollte, bei mir zu Hause meine tägliche Heilige Messe zu zelebrieren. In einem solchen Zustand war ich, als ich von meinem Freund aus Deutschland ein Päckchen mit Ihrem Buch bekam. Im Brief stand: „Da haben Sie ein Buch, um Ihre Arthrose zu heilen..." Ich begann zu lesen und habe alles das gemacht, was unter diesem Stichwort stand. Heute brauche ich keinen Stock mehr zum Laufen und die sechsundvierzig Stufen meines Hauses – ich wohne im dritten Stock – steige ich mühelos auf und ab. Das unerwartete Wunder ist geschehen! Und Ihnen, Maria Treben, tausend Dank! Sie haben schon viel, viel mehr als einen Orden verdient . . .

Juan Jose, Oyarzun/Spanien

. . . schon länger hatte ich den Wunsch, Ihnen ein herzliches Dankeschön auszusprechen: Danke, danke und nochmals dankeschön für die guten Ratschläge, die Sie uns in Ihrem Kräuterbuch empfehlen. Ich litt jahrelang an einer Arthrose und war zu 80 Prozent gehbehindert. Jahrelang bekam ich Spritzen, Bestrahlungen und Tabletten, nichts half. Ich konnte nicht mehr laufen. Zwölf Jahre sind es jetzt her, ich bin jetzt 73 Jahre. Ich besorgte mir, angeregt durch Ihr Buch, Beinwurz-Tinktur, mit der ich fünfmal täglich Einreibungen machte. Innerhalb von sechs Monaten konnte ich wieder laufen. Meine Arthrose – man sagte mir, es würde nie wieder besser werden – ist geheilt und ich kann wieder laufen. Das mußte ich Ihnen unbedingt mitteilen . . .

Elsa Jahnke, Wilhelmsbaven

. . . ich bin der glücklichste Mensch, seit ich die Schwedenkräuter, seit längerer Zeit, morgens in den Tee trinke. Die schmerzhafte Arthrose im Knie und in der Hüfte ist verschwunden. Ich fühle mich wohl trotz meines hohen Alters. Meine Kinder und ich werden die Tropfen nehmen, solange wir leben . . .

Monika Plotz, Kassel

. . . ich folgte Ihren Buchratschlägen und erzielte gute Erfolge. Ich trinke regelmäßig Brennessel- und Zinnkraut-Tee, dazu den Kleinen Schwedenbitter gegen meine Arthrose im linken Knie. Die starke Entzündung ist abgeklungen und die Schmerzen kommen nur noch ganz selten . . .

Claudia Schmidt, Kirchenlamitz

Bandscheibenbeschwerden

. . . meine Familie lebt mit den Empfehlungen Ihres Buches. Meine Schwester zum Beispiel hatte vor 14 Jahren eine Operation an der Wirbelsäule, ein Bandscheibenvorfall machte es erforderlich. In neuester

Zeit stellten sich wiederum erneut akute Schmerzen im Bereich des Stei-
ßes ein, weiter bis in die Beine hinein zu den Waden mit krampfartigen
Schmerzen. Sie nahm, Ihrer Empfehlung entsprechend, ein Sitzbad mit
Zinnkraut-Absud. Seit dieser Zeit ist sie schmerzfrei . . .

Marion Schmitt, Quickborn

Gelenkentzündung

. . . als ich Ihr Buch geschenkt bekam, lächelte ich nur darüber und legte
es in den Schrank. Als sich aber mein Hüftleiden verschlimmerte, griff
ich doch danach und befolgte Ihre Hinweise für eine Behandlung mit
Heilkräutern. Zinnkraut, Brennessel und der Kleine Schwedenbitter
haben mir sehr geholfen. Seit einem halben Jahr geht es mir wieder besser, und ich mache weiter . . .

Karin Schulte, Kisdorf

. . . nachdem ich wochenlang an beiden Schultern mit Injektionen und
Infiltrationen, ohne Erfolg, ärztlich behandelt wurde, habe ich mich mit
viel Erfolg an Ihre Ratschläge gehalten. Die rechte Schulter ist fast
schmerzlos und der Arm normal beweglich. Die linke Schulter ist noch
nicht ganz ausgeheilt, aber ich kann den Arm wieder bewegen und im
Winter skifahren. Vielen herzlichen Dank . . .

Edeltraud Plaschke, Wien

Geschwulst

. . . auch konnte ich mit Hilfe der Schwedenkräuter überraschende Besserung bei Geschwulst-Nachwehen nach einer Bauchoperation errei-
chen. Ich habe regelmäßig Umschläge mit dem Kleinen Schwedenbitter
gemacht, genau wie von Ihnen empfohlen, und die Nachwehen hörten
schnell auf . . .

Emil Obermann, Löwenberg/ehem. DDR

Gicht

. . . ich lag nach einem operativen Eingriff im Bett, und zu allen meinen
Schmerzen plagte mich die Gicht. Da hörte ich im Rundfunk eine Sen-
dung von Ihnen, daß bei Gicht Zinnkraut hilft. Ich hatte den Sommer

über Zinnkraut gesammelt. Da kroch ich auf allen Vieren auf den Dachboden, um mir mein Zinnkraut zu holen, und begann Tee daraus zu trinken. Nach dem Krankenhaus-Aufenthalt hatte ich stark geschwollene Füße, die schwer wie Blei waren. Das ist nun alles mit dem Zinnkrauttee weggegangen. Der Arzt verbot mir wegen meiner Gicht Fett, Milch, Kartoffeln, Innereien und jeden Alkohol. Nun kann ich wieder alles essen, der Zinnkraut-Tee hat mir meine Gicht genommen, ebenfalls die Schwedenkräuter ...

Walter Kaufmann, Rainbach

Haarwuchs

... im Alter von 34 Jahren, heute bin ich 67, verlor ich meinen schönen Haarschmuck durch eine Dauerwelle. Sie können sich vorstellen, was das für ein Schock war. Die Ärzte waren ratlos. Nach einem mehrwöchigen Krankenhausaufenthalt wurde ich entlassen und mit meinem Schicksal, eine Glatze zu besitzen, alleine gelassen. Ich griff nach jedem Strohhalm. Kein Ratschlag war mir zu abenteuerlich, als daß ich ihn nicht ausprobiert hätte. Ich versuchte es mit Öleinreibungen, ich machte Pferdemark-Kuren, ich kaufte alle am Markt erhältlichen Tinkturen, ich schluckte stoßweise Tabletten, ja ich versuchte es sogar mit Frühmorgen-Urin, alles ergebnislos. Als man mir zu guter Letzt von Injektionen in die Kopfhaut erzählte, gab ich auf. Ich kaufte mir meine erste Vollperücke. Heute besitze ich davon 24 Stück. Dreiundreißig Jahre lang versteckte ich meinen nackten Schädel unter künstlicher Haarpracht. Dann fiel mir durch Zufall Ihr Buch in die Hände und ich begann mit meiner Haarkur. In den ersten zwei Wochen befeuchtete ich täglich mehrmals die Kopfhaut mit Brennessel-Tinktur. Anschließend stülpte ich mir eine Plastikhaube über den Kopf und wickelte mir darüber ein Frottiertuch zum Turban, um den Kopf schön warm zu halten. In den nächsten beiden Wochen des Monats befeuchtete ich den Kopf um die zwanzigmal pro Tag mit Brennessel-Tee. Dies hielt ich weitere zwei Monate durch. Dann begann ich zu variieren. Neben dem Brennessel-Tee weichte ich auch Brennesselwurzeln mindestens zwölf Stunden in kaltem Wasser ein, erwärmte diesen Kaltansatz morgens und betupfte damit die Kopfhaut. Vielleicht muß ich an dieser Stelle noch hinzufügen, daß ich nicht sämtliche Haare verloren hatte, die Kahlschläge jedoch so groß waren, daß ich mit Ersatzstücken oder Toupets mir nicht helfen konnte, weil keine Möglichkeit bestand, diese Teillösungen zu befestigen. Im Juli begann ich dann Walnußblätter, Birkenblätter, Holunderblätter, Brennnessel und Schöllkraut kleinzuschneiden, in kaltem Wasser mindestens zwölf Stunden einzuweichen und mir täglich dreimal zehn Minuten lang mit dem angewärmten Absud den Kopf zu spülen. Sie, liebe Frau Treben, können sich sicher vorstellen, was diese Kur für Zeit verschlang. Aber ich gab nicht auf, denn langsam stellte sich der Erfolg ein. Kleine weiße Härchen begannen zu sprießen. Im Juli traute ich mich dann auch das erste Mal ohne Perücke auf die Straße. Ich hatte zwar sehr große Komplexe, war aber eisern und nahm mir fest vor, mir nichts aus den Leuten zu machen, die sich ständig nach mir umsahen. Dennoch war es mir sehr peinlich, als ich einmal kleine Kinder sagen hörte, Papa schau mal, da ist aber ein komischer Onkel. Am 1. September war ich dann ganz mutig und ließ mir das gesamte Haar bis zu einer Glatze abschneiden. Wo die kahlen Stellen waren, stehen heute kleine weiße Härchen. Die hintere Kopfplatte und der Wirbel haben sich vollkommen geschlossen. Die tiefen Geheimratsecken sind voller kleiner, weißer Haare. Ich könnte ewig mit den Händen darüberstreichen, so groß ist die Freude darüber. Sie, liebe Frau Treben, können sich vorstellen, wie ich in den 33 Jahren gelitten habe. Denn das Haar ist bei einer Frau doch das Schönste, was sie besitzt. Dank Ihrer Hilfe fühle ich mich wieder als vollwertige Frau. Das ist nur Ihr Werk und Ihr großer Erfolg, und dafür danke ich Ihnen recht herzlich . . .

Elfriede Korth, Ost-Berlin/ehem. DDR

. . . ein Freund, der mit dreiunddreißig Jahren bereits kahlköpfig war, konnte nach Waschungen mit Brennessel-Absud wieder Haarwuchs an sich beobachten . .

Gisela Konrad, Kritzendorf

Hämorrhoiden

. . . vor einigen Tagen schoß beim Stuhlgang plötzlich an der Außenstelle des Afters eine Beule auf, die einen brennenden Schmerz auslöste. Dadurch war der Schließmuskel undicht, so daß etwas Kot durchkam. Ich vermutete Hämorrhoiden und blätterte sofort in Ihrem Buch. Zufällig hatte ich Kamillen-Salbe und den Kleinen Schwedenbitter zu Hause. Tagsüber behandelte ich die Beule mit der Salbe, abends mit den Schwedenbitter-Tropfen. Bereits am vierten Tag war die Beule nur noch halb so groß und der brennende Schmerz zeitweise ganz weg oder nur schwach vorhanden. Mit den angepriesenen Teesorten hoffe ich die Erkrankung vollständig auszuheilen . . .

Werner Friedrich, Katsch

. . . meine Frau litt an Hämorrhoiden. Mehrere Ärzte konnten ihr leider mit Salben nicht helfen. Sie begann nach Ihrem Buch Zinnkraut-Tee zu trinken und Schwedentropfen mittels Watte aufzulegen. In wenigen Tagen war sie von dem Leiden geheilt, wofür sie Ihnen vielmals dankt . . .

Oskar Stauber, Montevideo/Uruguay

Leberentzündung

. . . seit gut drei Jahren trinke ich eine Tasse Bärlapp-Tee und esse zur Löwenzahnzeit einige frische Stengel, was mir bei meiner Leberentzündung gut geholfen hat. Ich hatte nach dem Krieg zu rasch und zu viel Fett zu mir genommen. Nun ist meine Leber wieder in Ordnung. In meinem Bekanntenkreis sind viele meinem Beispiel gefolgt, auch mit anderen Teesorten. Wir sind alle zufrieden und danken Ihnen . . .

Isolde Schulz, Düsseldorf

Lebererkrankung

. . . es drängt mich, Ihnen zu schreiben, da ich Ihnen sehr viel verdanke. Seit eine Freundin mir von Ihrem Buch erzählte, begann ich, geeignete Tees zusammenzustellen und zu trinken. Von Kind an sehr leidend, eine schwere Vergiftung, davon magen- und darmleidend, war ich damals am Ende. Seit den Kräutern ging es aufwärts. Seit einer Blutübertragung litt ich unter einer chronischen Hepatitis, der schlimmsten Folge nach einer Verödung des linken Beines. Seit dem Kräutern ging es aufwärts. Die Schwedenkräuter-Umschläge auf die kranke Leber brachten immer wieder echte Hilfe. Durch Ihre Vorträge und Bücher wird das große und wertvolle Kräuter-Gebiet erschlossen. Ich weiß, daß auch vielen anderen durch Ihr selbstloses Wirken geholfen wurde . . .

Maria Brauer, Heroldsbach

Magengeschwür

... der Mann meiner Kusine litt seit langem an Magengeschwüren. Es kam zu wiederholten, ihn schwächenden Blutungen. Der Arzt überwies ihn ins Krankenhaus, glücklicherweise konnte er bis zur angeordneten Operation zu Hause bleiben. Wir begannen nach Ihrem Buch zu arbeiten. Besonders erfolgreich war die Kalmuswurzel. Bei der Voruntersuchung zur Operation sagten die Ärzte, wir können zur Zeit nichts finden, gehen Sie vorerst wieder nach Hause. Der Mann meiner Kusine war auch längst nicht mehr so hinfällig wie vorher, Stuhlblutungen lagen nicht mehr vor, und jetzt hat der Mann seine alte Energie wiedergewonnen ...

Renate Timmermann, Faßberg

Prostatabeschwerden

... der Arzt in meinem Krankenhaus stellte im Frühherbst ein Prostata-Adenom fest. Eine Operation war nach seinen Worten unumgänglich. Irgendwie, irgendwo, irgendwann hörten wir von Ihrem Buch und von Ihren Darlegungen zum genannten Problem. Allerdings gab ich nicht viel darauf, weil ich mir von der Heilkraft von Kräutern, die ja zum Teil als Unkraut wild wachsen, nicht viel versprach. Familie und Freunde drängten bei dem unerbittlich näherrückenden Operationstermin, versuch's doch mal mit Tee vom Kleinblütigen Weidenröschen. Der sich zusehends verschlechternde Zustand ließ mich nach solchem Tee Umschau halten. Es gab natürlich Schwierigkeiten, ihn hier in der ehemaligen DDR zu beschaffen. Aber gottlob konnten mir Freunde in Westberlin helfen. So begann ich morgens und abends je eine Tasse von dem Tee zu trinken. Drei Wochen später bekam ich im Krankenhaus mein vorbestelltes Bett zwecks Operation, wurde aber zehn Tage später, ohne Operation, wieder entlassen. Entlassungsbefund: Operation nicht mehr erforderlich. Auf diesem Wege möchte ich Ihnen für die helfenden Ratschläge aus Ihrem Buch ganz, ganz herzlich danken ...

Gustaf Weber, Oranienburg/ehem. DDR

... wir wohnen in der ehem. DDR und durften in Ihr Kräuterbuch einsehen. Mein Mann litt unter Sitzbeschwerden und begab sich in urologische Behandlung. Er bekam verschiedene Arzneien, da aber die Beschwerden blieben, wurde er einige Wochen arbeitsunfähig geschrieben. Aus Ihrem Buch erfuhren wir über die Hilfe des Kleinblütigen Weidenröschens, das zu unserer Freude auch in unserem Garten wächst. Er begann es früh und abends zu trinken, schon am nächsten Tag verspürte er eine Besserung, und nach drei Tagen waren alle Beschwerden beseitigt. Wir sind darüber sehr glücklich und danken unserem Herrgott und damit auch Ihnen für Ihre Erfahrungen und Hinweise...

Trude Zossmann, Triebes/ehem. DDR

... meinen Mann befreite ich mit Gottes Hilfe von der schrecklichen, unhygienischen Sonde, von der der Arzt sagte, er müsse sie bis zum Ende seines Lebens tragen. Morgens und abends eine Tasse Weidenröschen-Tee und abends ein Dampfbad mit dem herrlichen Zinnkraut. Als ich den Arzt bei seinem letzten Besuch bat, meinen Mann von der Sonde zu befreien, meinte er, dies ginge auf keinen Fall. Am gleichen Abend fiel die Sonde jedoch von selbst heraus. Alles war in bester Ordnung, das Urinieren funktionierte wieder normal. Ich sagte zu meinem Mann: der Arzt wollte nicht, jetzt hat Gott dich davon befreit...

Elsa König, Pasto-Narino/Kolumbien

... es ist mir ein aufrichtiges Bedürfnis, Ihnen zu berichten, welches Glück mir Ihr Buch gebracht hat. Vor gut einem Jahr erlitt mein Mann einen Schlaganfall mit linksseitiger Lähmung. Dabei wurde von ärztlicher Seite festgestellt, daß zu viel Restharn in der Blase wäre und eine Prostata-Operation nötig sei. Über ein halbes Jahr lag er mit dem Schlauch aus dem Bauch, und der Urin floß in einen Beutel am Bein. Nach seiner Entlassung aus dem Krankenhaus begann ich sofort mit dem Weidenröschen. Nach zwei Monaten wurde eine Kontrolle beim Urologen gemacht. Gleichzeitig sollte die Operation stattfinden. Sie können sich unsere Freude vorstellen, als ärztlich festgestellt wurde, daß sich der Resturin reduziert hatte und eine Operation nicht mehr notwendig war. Tausend Dank für Ihre Hilfe...

Annemarie Föckler, Türkenfeld

... der Mann einer Bekannten sollte an einer Prostatageschwulst operiert werden. Ich empfahl das Kleinblütige Weidenröschen aus Ihrem Buch. Die Bekannte lehnte jedoch ab. Zwei Wochen später traf ich sie zufällig wieder und sie erzählte überglücklich, daß der Arzt ihren Mann gefragt

64

hätte, ob er sich bei einem Kollegen hätte operieren lassen, denn die Geschwulst wäre nicht mehr aufzufinden. Erst jetzt berichtete der Mann, er hätte sich heimlich das Kleinblütige Weidenröschen beschafft und den daraus gebrühten Tee getrunken. Seither fühlt sich der Mann sehr wohl und beschwerdefrei . . .

Petra Weber, Wels

. . . Ihr Bild habe ich vergrößern lassen, es hängt in meinem Studierzimmer. Meine Befreiung von einem Prostata-Karzinom verdanke ich Ihnen! Sie dürfen dies veröffentlichen. Man müßte Ihnen dankend Hände und Füße küssen. Gott und Christi zum Dank . . .

Universitätsprofessor Hermann Gritsch,
Dr. phil., Dr. rer. nat., Dr. rer. pol., Berlin

. . . die Prostataerkrankung meines Vaters habe ich mit dem Kleinblütigen Weidenröschen weggebracht. Er mußte schon zwei Monate einen Katheter tragen. Herzlichen Dank . . .

Juliane Müller, Neumarkt

. . . das Kleinblütige Weidenröschen hat in unserer großen Not das schwere Leiden von unserem Sohn genommen. Es ist kaum zu glauben, doch mit Hilfe des Tees nach Ihrem Rezept sind die Prostataschmerzen weg, und der Harn geht normal ab. Gott vergelte Ihnen alles Gute . . .

Maria Gorbatch, Szymiszow/Polen

. . . ich litt unter einem sehr schmerzhaften Prostata-Leiden und konnte durch Weidenröschen-Tee einer Operation entgehen. Dafür danke ich Ihnen recht herzlich . . .

Robert Schmidt, Syrgenstein

. . . der Schwiegervater eines Arbeitskollegen meines Mannes stand vor einer Prostata-Operation. Er begann, nach Ihrem Buch einen Tee aus dem Kleinblütigen Weidenröschen zu trinken. Zusätzlich dazu trank er Brennessel-Tee. Dank dieser Heilkräuter konnte er sich eine Operation sparen.

Irmgard Ronneburger, Marl

Verkrampfung

. . . von einer Kindergartenschwester erfuhr ich, daß sie ihre starken Halswirbelschmerzen durch die Auflage eines Bärlapp-Kissens verloren hatte. Mich plagten seit Monaten sehr starke Schmerzen im linken Arm.

Des Nachts verbrachte ich die meiste Zeit sitzend am Bettrand, da weder schmerzstillende Mittel noch Schlafmittel halfen. Ich erinnerte mich an die Hilfe durch das Auflegen der Heilkräuter und legte seither jede Nacht ein Bärlapp-Kissen auf meinen Nacken. Die starken Schmerzen, die vorher durch Schwefelbäder, Unterwasser-Strahlentherapie, Massagen und galvanische Behandlung nicht weggegangen sind, verschwanden in cirka vier Wochen . . .

Eleonore Steiner, Wien

Heilkräuter und Hausmittel

Bärlauch

Die blutreinigende Wirkung des Bärlauchs und seine reinigende Wirkung auf unser Magen-und Darmsystem sollte man im Frühjahr zu einer Entschlackungskur nutzen. Im April und Mai, bevor der Bärlauch zu blühen beginnt, sammelt man seine frischen, grünen Blätter und verzehrt sie roh. Gewaschen und kleingeschnitten streut man Bärlauch über alle Speisen, die man mit frischem Grün verfeinert und dekoriert. Mit Bärlauchblättern kann man auch einen Salat zubereiten oder Spinat kochen.

Brennessel

Die vielfach unterschätzte Brennessel zählt zu den wichtigsten Heilpflanzen aus dem Garten Gottes. Ihre blutbildende und blutreinigende Heilkraft sollte man sich ebenfalls alljährlich mit einer Frühjahrskur zunutze machen. Im Frühjahr sammelt man die jungen Triebe und beginnt eine vierwöchige Teekur. Man trinkt morgens auf nüchternen Magen schluckweise eine Tasse Tee und weitere zwei Tassen über den restlichen Tag verteilt. Dabei kommt ein gehäufter Teelöffel Brennesseln auf eine Tasse, mit heißem Wasser abbrühen, eine halbe Minute ziehen lassen, abseihen und schluckweise trinken.
Diese Frühjahrskur kann man im Herbst noch einmal wiederholen, wenn die jungen Triebe der Brennessel erneut herausgekommen sind. Als vorbeugende Maßnahme trinkt man das ganze Jahr über täglich eine Tasse Brennessel-Tee. Dazu legt man sich im Frühjahr und im Herbst einen entsprechend großen Vorrat an getrockneten Brennesseln an.

Löwenzahn

Wenn der Löwenzahn in Blüte steht, sollte man eine Zwei-Wochen-Kur mit frischen Löwenzahnstengeln machen. Man sammelt täglich 10 Stengel samt Blüte, wäscht sie, entfernt den Blütenkopf und zerkaut die rohen Stengel langsam im Mund. Abgespannte und müde Menschen werden während der Kur eine rasche Belebung der Lebensgeister feststellen.

Mistel

Die Mistel hat ihre größte Bedeutung als Heilpflanze durch ihre blutdruckregulierenden und kreislauffördernden Eigenschaften. Ich rate jedermann zu einer alljährlichen sechswöchigen Mistel-Teekur. Drei Wochen lang trinkt man täglich drei Tassen, zwei Wochen lang zwei Tassen, und in der letzten Woche reduziert man den Konsum auf eine Tasse Mistel-Tee pro Tag. Nach dieser Kur haben sich Blutdruck und Kreislauf wieder normalisiert.
Zwölf Stunden weicht man einen gehäuften Teelöffel Mistel pro Tasse in kaltem Wasser ein. Anschließend wird der Kaltansatz angewärmt und abgeseiht. Praktischerweise füllt man die Tagesration Mistel-Tee in eine angewärmte Thermoskanne, ansonsten muß man den ausgekühlten Tee vor dem Trinken in einem heißen Wasserbad erwärmen. Wer Blutdruck und Kreislauf mit Hilfe der Mistel fördern will, sollte das ganze Jahr über täglich eine Tasse Mistel-Tee konstant weitertrinken.

Spitzwegerich

Ein aus frischen Spitzwegerichblättern hergestellter Sirup wirkt blutreinigend und sollte täglich vor jeder Mahlzeit eingenommen werden. Erwachsene nehmen einen Eßlöffel, Kinder einen Teelöffel.

Es gibt zwei Rezepte zur Herstellung des Spitzwegerich-Sirups:
1. Man dreht vier gehäufte Handvoll frisch gewaschene Spitzwegerichblätter durch den Fleischwolf. Diesen Blätterbrei streckt man mit einem Schuß Wasser, damit er etwas dünnflüssiger wird, gibt 250 g Bienenhonig und 300 g Rohzucker dazu. Auf kleiner Flamme, unter ständigem Rühren, erwärmt man diese Mischung bis kurz vor dem Kochen. Haben sich Blätter, Honig und Zucker zu einer dickflüssigen Masse verbunden, füllt man sie heiß in saubere Gläser und stellt den Sirup in den Kühlschrank.

2. Man füllt eine Lage frisch gepflückter und gewaschener Spitzwegerichblätter in ein geeignetes Ton- oder Glasgefäß, darüber eine Lage
   Rohzucker, wieder eine Lage Blätter, bis das Gefäß voll ist, läßt die
   Schichten in sich setzen und füllt nach. Ist das Gefäß gefüllt, wird es
   mit mehreren Frischhaltefolien luftdicht verschlossen und an einer
   geschützten Stelle im Garten vergraben. Vor dem Zuschaufeln des
   Lochs wird das Gefäß mit einem Holzbrett abgedeckt. In der gleich-
   mäßigen Erdwärme beginnt die Zucker-Spitzwegerich-Mischung zu
   gären. Nach acht Wochen gräbt man das Gefäß aus, kocht den ent-
   standenen Sirup auf und füllt ihn abgekühlt in Flaschen.

Thymian

Täglich morgens eine Tasse Thymian-Tee, als Kaffee-Ersatz, wirkt
wahre Wunder. Man fühlt sich frisch, strapaziert seinen Magen nicht,
der oft lästige Husten am Morgen verschwindet, kurzum man fühlt sich
fit für den ganzen Tag. Einen gehäuften Teelöffel Thymian-Tee pro
Tasse mit heißem Wasser abbrühen, eine halbe Minute ziehen lassen, abseihen und schluckweise trinken.

Zinnkraut

Jeder Mensch, der die Vierzig überschritten hat, sollte täglich eine Tasse
Zinnkraut-Tee trinken. Auf diese Weise schützt man sich vor Gicht und
Rheuma, Abnützungserscheinungen, die mit dem Älterwerden einher-
gehen. Ein gehäufter Teelöffel Zinnkraut pro Tasse mit heißem Wasser
abbrühen, eine halbe Minute ziehen lassen, abseihen und schluckweise
eine Tasse pro Tee trinken.

Kleiner Schwedenbitter

Als Vorsorgemaßnahme gegen Schmerzen und Erkrankungen jeglicher
Art nimmt man täglich morgens und abends einen Teelöffel Kleinen
Schwedenbitter mit etwas Wasser oder Tee verdünnt zu sich. Der Kleine
Schwedenbitter ist ein wahres Lebenselixier, ein unentbehrlicher Be-
schützer unserer Gesundheit, der in keiner Hausapotheke fehlen sollte.

Das Rezept wurde von dem bekannten schwedischen Arzt Dr. Samst überliefert, dessen ganze Familie dank der Schwedenkräuter ein hohes Lebensalter erreichte.

Die Kräutermischung besteht aus:

10 g Aloe*
10 g Angelikawurzel
 5 g Eberwurzwurzel
10 g Manna
 5 g Myrrhe
10 g Natur-Kampfer**
10 g Rhabarberwurzel
0,2 g Safran
10 g Sennesblätter
10 g Theriak venezian
10 g Zitwerwurzel

* Statt Aloe kann auch Enzianwurzel oder Wermutpulver verwendet werden.
** Bei Kampfer darf nur Natur-Kampfer genommen werden.

Diese Kräuter füllt man in eine Flasche und übergießt sie mit 1,5 Liter 38–40%igem Kornbranntwein. Unter täglichem Schütteln bleibt der Aufguß mindestens 14 Tage in der Wärme stehen. Für den täglichen Gebrauch seiht man kleinere Mengen in geeignete Behälter ab, die kühl aufbewahrt werden sollten. Mit fortschreitender Lagerung reift die Heilkraft des Kleinen Schwedenbitters. Laut Maria Treben stammt dieses Rezept von Paracelsus, der mit seinem berühmten „Elixier" so viele Schwerkranke heilte.

Anwendungarten:

Innerlich: Prophylaktisch nimmt man morgens und abends je einen Teelöffel verdünnt ein. Bei Unpäßlichkeiten jeder Art können 3 Teelöffel verdünnt genommen werden. Bei bösartigen Erkrankungen sind 2 bis 3 Eßlöffel täglich wie folgt einzunehmen: Je 1 Eßlöffel trinkt man verdünnt mit $1/8$ Liter Kräutertee verteilt auf eine halbe Stunde vor und eine halbe Stunde nach jeder Mahlzeit.

Schwedenkräuter-Umschlag:

Je nach Stelle nimmt man ein kleineres oder größeres Stück Watte oder Zellstoff, befeuchtet es mit Schwedenbitter und legt es auf die zu behandelnde Stelle, die man vorher mit Ringelblumensalbe eingerieben hat. Darüber kommt eine etwas größere Plastikhaut, damit die Wäsche nicht fleckig wird. Dann erst bindet man ein Tuch darüber oder umwickelt mit einer Binde.

Den Umschlag läßt man je nach Erkrankung zwei bis vier Stunden einwirken. Wenn es der Patient verträgt, kann man den Umschlag auch über Nacht lassen. Nach Abnehmen des Umschlags pudert man die Haut ein. Sollten sich bei empfindlichen Personen trotzdem Hautreizungen einstellen, muß man die Umschläge kürzer anwenden oder eine Zeitlang ganz aussetzen. Personen, die allergisch sind sollten die Plastikhaut weglassen und nur ein Tuch darüber binden. Auf keinen Fall darf man das Einfetten der Haut vergessen! Sollte schon ein juckender Ausschlag aufgetreten sein, mit Ringelblumensalbe behandeln.

Frühlings-Tee

Wegen seiner blutreinigenden Wirkung empfehle ich im Frühjahr über einen längeren Zeitraum, solange die beschriebenen Kräuter frisch gepflückt werden können, folgenden Frühlings-Tee: Man mischt 15 g Brennesselblätter, 50 g junge Knospen vom Holunder, 15 g Löwenzahnwurzeln und 50 g Schlüsselblumenblüten. Ein gehäufter Teelöffel der oben beschriebenen Kräutermischung pro Tasse, mit heißem Wasser abbrühen, drei Minuten ziehen lassen, abseihen und schluckweise zwei Tassen am Tag trinken. Empfindliche Gaumen können den Tee mit etwas Honig süßen.

Jahres-Misch-Tee

Mit Beginn des Frühjahrs sollte man in die Natur hinausgehen und mit dem Sammeln von Kräutern beginnen. Den Anfang machen die ersten Blüten des Huflattichs, Schlußlicht sind die Rosenblätter, die man im Herbst sammelt. Die nachfolgenden Kräuter werden in der aufgezeigten Reihenfolge gesammelt und getrocknet und bilden im Herbst einen gesundheitsfördernden Misch-Tee, von dem man täglich eine Tasse zum Abendessen trinkt. Ein gehäufter Teelöffel der Mischung auf eine Tasse, mit heißem Wasser abbrühen, eine halbe Minute ziehen lassen und schluckweise trinken. Die Mischung besteht zu gleichen Teilen aus:

Huflattichblüten, später Huflattichblättern
Schlüsselblumenköpfen
Veilchenblättern und -blüten
Lungenkrautköpfen
Sauerkleeblüten
Gundelrebenblütenköpfen (davon nur wenige zum Würzen);
Brennesseltrieben
Frauenmantelblättern und -blüten
Blättern, Blüten und Stengeln des **Ehrenpreis**
Erdbeerblättern
Brombeertrieben
Himbeertrieben
Holunderknospen; später Holunderblüten
Gänseblümchen
Lindenblüten, nach Möglichkeit in der Sonne gepflückt
Kamille, möglichst in der Sonne gepflückt
Wiesengeißbartblüten
Ringelblumenblüten
Waldmeisterblättern, -blüten und -stengeln
Thymianblättern, -blüten und -stengeln
Melisseblättern, -blüten und -stengeln
Pfefferminzblättern, -blüten und -stengeln
Schafgarbe, nach Möglichkeit in der Sonne gepflückt und nur halb
    so viel von der Menge der übrigen Blätter
Königskerzenblüten, nach Möglichkeit in der Sonne gepflückt
Johanniskrautblüten, nach Möglichkeit in der Sonne gepflückt
Majoranblättern und -blüten (Wilder Majoran oder Dost);
Kleinblütigem Weidenröschen, davon Blätter, Blüten und Stengel
Fichtenspitzen
Labkrautblättern, -blüten und -stengeln
Rosenblätter, alle Farben, doch nur verwenden,
    wenn die Rosen biologisch gedüngt wurden.

Schlankheits-Tee

Zur Regulierung des Stoffwechsels. Ein Tee, der das Gewicht normalisiert, das Wohlbefinden steigert, gesund, schlank und jugendlich erhält.

Er regt die Organe, insbesondere die Drüsen zu erhöhter Tätigkeit an, fördert die Fettverbrennung, steigert die Wasserausfuhr und beschleunigt die Verdauung. Er wirkt regulierend auf den gesamten Stoffwechsel und führt damit eine Normalisierung des Körpergewichtes herbei. Es ist ein Tee für alle jene, die zu Fettansatz neigen und schlanker werden wollen.

Man benötigt folgende Kräuter:

15 g	Faulbaumrinde	10 g	Hagebutten
15 g	Tang	8 g	Malvenblätter
15 g	Brombeerkrautblätter	15 g	Himbeerkrautblätter
10 g	Heidekraut	7 g	Brennesselblätter
3 g	Johanniskraut	2 g	Schafgarbenblüten

Zubereitung: Die Kräuter müssen gut miteinander vermischt werden. Für eine Tasse einen gehäuften Teelöffel mit kochendem Wasser überbrühen, eine halbe Minute ziehen lassen, abseihen und langsam schluckweise trinken. Man beginnt mit einer Tasse täglich, steigert bis auf drei Tassen, führt dies sechs Wochen lang durch und geht allmählich auf eine Tasse zurück. Der Tee kann auch nach Beendigung der Kur zur Erhaltung des Normalgewichtes, eine Tasse pro Tag, getrunken werden. Zur Erhöhung der Wirkung nimmt man ein- bis zweimal wöchentlich ein warmes Vollbad und massiert den Körper gründlich durch.

Fasten

Es ist eine gute Sache, einmal in der Woche zu fasten. Fasten heißt in diesem Zusammenhang nicht hungern, sondern die Essensration bis zur Hälfte herabsetzen. Zum Frühstück beginnt man mit einem Müsli, in das außer Haferflocken, Weizenschrot, Rosinen, etwas Milch und Honig, auch ein Apfel hineingerieben wird. Das Mittagessen soll geringer, wenn möglich zur Hälfte geringer ausfallen als an normalen Tagen. Man schließt den Fastentag abends mit einem butterlosen Brot und einem Apfel ab. Sollten an einem solchen Tag Hungergefühle auftreten, wird ein Kräutertee – schluckweise getrunken – eingesetzt. Er besteht zu gleichen Teilen aus Labkraut, Ringelblumen, Schafgarbe und Melisse. Die Kräuter gut durchmischen. Ein gehäufter Teelöffel pro Tasse, mit heißem Wasser abbrühen, eine halbe Minute ziehen lassen, abseihen und schluckweise trinken.

So ein Fastentag ist jedem gesunden Menschen zuträglich, man fühlt sich wohl, frei und beschwingter. Dieser Fastentag soll jedoch nur bei einem leichteren Tagespensum eingesetzt werden.

Hausmittel

- Reines Leinen als Kopfkissen-Überzug ist der Gesundheit besonders zuträglich. Es ist kühlend, wirkt wohltuend auf eventuelle Kopfschmerzen ein und bringt einen ruhigen Schlaf.
- Ein Eßlöffel grüner Brennessel-Samen wird mit einer Banane zu einem Müsli abgerührt. Das hebt die Vitalität enorm.
- Es gibt einen Jungbrunnen für jedermann: Morgens zeitig aufstehen, um der Arbeit ohne Hast nachzukommen, denn „Morgenstund hat Gold im Mund". Da geht die Arbeit munter und gleichmäßig von der Hand. Man beginnt sein Tagewerk voll innerer Fröhlichkeit, die sich auch der Seele mitteilt. Wer sollte da seinem Leben nicht gewachsen sein, wer sollte dabei nicht jung bleiben?

Mischtee der Familie Treben
wohlschmeckend, bekömmlich, aufbauend

Der Tee wird nicht nach Gramm abgewogen, sondern jeweils vom Frühjahr an bis in den Oktober nach Gefühl dazugegeben. Es wird – am besten auf dem Dachboden des Hauses – ein großes Papier ausgebreitet. Von der Kräutersuche kommend, werden die frischen Kräuter kleingeschnitten aufgestreut. Man beginnt mit den ersten Blüten im Frühjahr, so wie unten angeführt. Von den wohlriechenden wird ein wenig mehr genommen, von den herben Heilkräutern etwas weniger. Verhalten Sie sich nach Ihrem Gefühl, Sie werden die richtige Mischung zusammenstellen. Gehen Sie mit innerer Freude an diese Arbeit, lassen Sie den reichen Segen der Natur in Ihr Heim.

Mögliche Zusammensetzung:

Huflattichblüten, Anfang Mai die Blätter
Schlüsselblumen, Blüten und Blätter
Veilchen, wohlriechend, Blüten und Blätter, aber auch andere Veilchen

Lungenkraut, im Volksmund Hänsel und Gretel, Köpfe
Sauerklee, Büten und Blätter
Gundelrebe, nur wenig davon als Würze, Blüten und Blätter
Brennessel, die ersten jungen Triebe im Frühjahr
Frauenmantel, Blätter und Blüten, später Blätter
Ehrenpreis, Blüten, Stengel und Blätter
Erdbeerblätter, Brombeer- und Himbeerspitzen
Holunder-Schossen, später Blüten
Gänseblümchen
Lindenblüten
Kamillen, Blüten
Wiesengeißbart, Blüten
Ringelblumen, Blüten und Blätter
Waldmeister, Blüten, Stengel und Blätter
Thymian, Blüten, Stengel und Blätter
Melisse, Blätter und Stengel, Blüte, falls vorhanden
Pfefferminze, Stengel, Blätter, Blüte, falls vorhanden
Schafgarbe, nicht allzviel
Königskerze, Blüten
Majoran (wilder, auch Dost genannt), Blüten und Blätter
Kleinblütiges Weidenröschen, Blätter, Stengel und Blüten
Odermennig, Blüten
Labkraut, Blüten, Blätter und Stengel
Goldrute, Blüten
Vogelknöterich, Stengel, Blätter und Blüten
Rosenblätter in allen Farben (biologische Düngung)

HEILKRÄUTER-VERZEICHNIS

Bärlapp (Lycopodium clavatum)

Der Bärlapp hat im Volksmund viele Namen, von denen nur der Name Darmfraß auf seine Heilwirkung hindeutet. Andere Namen wie Hexenkraut, Erdschwefel und Teufelsklauen lassen allerdings eher an Zauber denken. Die Pflanze kriecht wie eine grüne Schlange am Boden dahin. Sie ist dicht mit kleinen Blättchen besetzt, die in eine haarförmige Spitze auslaufen. Durch reichliche Verzweigung werden manchmal ganze Teppiche ausgebildet. Die Triebe werden bis zu 15 cm hoch und gabeln sich am Ende in Fruchtähren, die die Sporen enthalten. Die Sporen enthalten etwa zur Hälfte fettes Öl und darüber hinaus geringe Mengen der Alkaloide, die im Kraut der Pflanze enthalten sind. Der Bärlapp ist ab 700 Meter Höhe in hohen und trockenen Nadelwäldern zu finden. Er breitet sich zumeist auf kalkarmen, vorwiegend sandigen Böden, nördlichen Berghängen, Waldhängen und -rändern aus. In der Volksmedzin werden sowohl Sporen als auch Kraut genutzt. Äußerlich behandelt man vor allem wunde Hautstellen und nässende Ekzeme damit. Die Sporen werden innerlich bei Rheuma, Koliken, Blasenschwäche und Durchfall eingesetzt. Als Tee gibt man das Kraut bei Harnverhalten, Rheuma und Koliken.

Ernte: Die Sporen reifen in den Monaten Juli und August und lassen sich durch Ausklopfen gewinnen. Das Kraut wird im Frühsommer bei trockenem Wetter gesammelt und im Schatten an der Luft getrocknet.

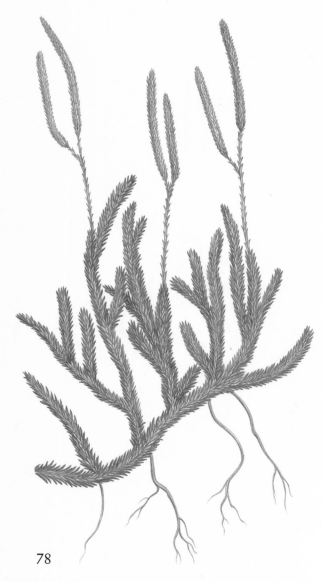

Beinwurz (Symphytum officinale)

Die Pflanze ist auch unter den Namen Beinwell und Schwarzwurz bekannt. Sie wächst an Flüssen und in sumpfigen Gebieten und zeichnet sich durch einen rauhen, kantigen Stengel sowie große, hängende Blätter aus. Diese helfen vor allem als Auflage bei Sehnenscheidenentzündung, schwachen Gliedern und Blutergüssen. Heilende Wirkung entfaltet die Pflanze als aufgelegtes Pflaster auch bei Knochenbrüchen und Thrombosen. Innerlich angewendet hilft sie bei Fieber, Bronchitis, Magenblutungen und Rippenfellentzündungen. Da die Pflanze einige giftige, das zentrale Nervensystem lähmende Stoffe enthält, sollte man bei der Dosierung vorsichtig sein.

Ernte: Das Kraut wird am besten im Mai gesammelt, wenn sich die Blüten entwickeln. Die Wurzelstöcke werden im Frühjahr oder im späten Herbst ausgegraben.

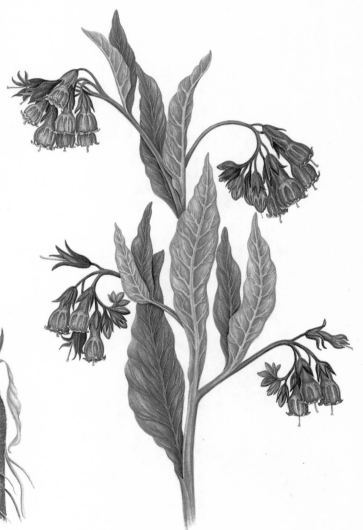

Brennessel (Urtica urens)

Die schmerzhafte Bekanntschaft mit dieser Pflanze hat sicher schon jeder gemacht. Doch die Stoffe, die sie uns bei Berührung einspritzt (Acetylcholin und Histamin) machen aus der Brennessel gleichzeitig eine wertvolle Heilpflanze. Die Brennessel regt den Stoffwechsel des gesamten Organismus an. Doch auch bei ganz verschiedenartigen Leiden wirken ihre Eigenschaften. Die Brennessel ist vor allem harntreibend. Das sollten alle beachten, die an Rheumatismus, Gicht, Reizblase, Harnverhalten oder Harnsteinen leiden. Sie bekämpft Durch-

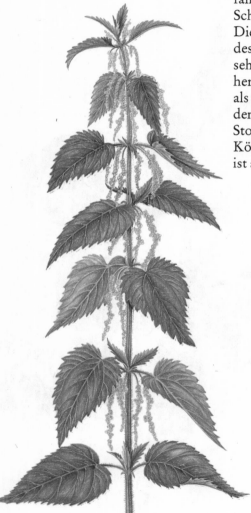

fall und stillt Blutungen sowie lästige Schleimabsonderungen bei Schnupfen. Die Brennessel reinigt das Blut und ist deswegen besonders bei Frühjahrskuren sehr beliebt. Brennesseln werden seit jeher genauso gegessen wie Spinat. Auch als Suppenbeilage werden sie verwendet, denn ihr reicher Gehalt an metallischen Stoffen (Eisen, Magnesium) kommt dem Körperhaushalt zugute. Bemerkenswert ist auch der Vitamin-C-Gehalt.

Ernte: Alle Brennesselarten kommen in der freien Natur und im Garten vor. Ernten Sie zu jeder Jahreszeit, je nach Bedarf. Pflanzenteile in frischem Zustand verwenden! Blüte von Juni bis Oktober. Vorsicht vor Unkrautvergiftungsmitteln!

Frauenmantel (Alchemilla vulgaris)

Die zahlreichen Namen dieser Pflanze zeigen, daß man sich schon viel mit ihr beschäftigt hat: Frauenhilf, Alchimistenkraut, Frauenbiß, Frauenrock, Taukraut... Der Frauenmantel gedeiht auf feuchten Weiden, in Gebüschen, lichten Wäldern, trockenen Gräben. Die Stammpflanze kann bis zu 50 cm lange Blütentriebe ausbilden. Die am Rand gezähnten Blätter zeigen sieben bis elf Lappen, die selbst in ausgewachsenem Zustand noch etwas zusammengefaltet sind. Wie auch die Stengel sind sie meist zottig behaart. Die gelbgrünen Blüten bleiben unscheinbar und klein. Obwohl sie knäuelartig zusammenstehen, werden sie nur wenige Millimeter groß. Ihre Blütezeit ist von Mai bis spätestens September. Der Teil mit den meisten Heilstoffen ist das überirdisch wachsende Kraut. Es soll erst gepflückt werden, wenn es abgetrocknet ist. Die Wirkung, verursacht durch Gerb- und Bitterstoffe, wird als „milde zusammenziehend, krampflösend" beschrieben. Innerlich wendet man die Droge bei klimakterischen Beschwerden (Wechseljahre), zu starken Monatsblutungen, beim Ausfluß junger Mädchen (Fluor albus) an. Auch zur Blutreinigung bei Stoffwechselstörungen, bei Magen-, Darm- und Blasenbeschwerden kann die Pflanze eingesetzt werden. Der Sud hat sich auch bei Entzündungen und bei Infektionen des Genitalbereiches bewährt.

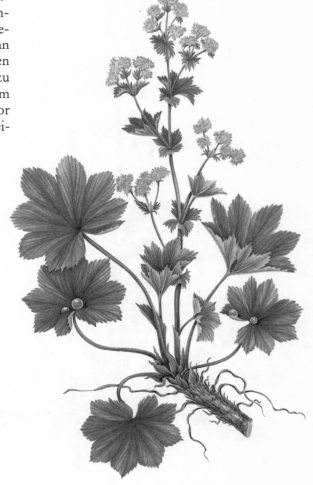

Ernte: Morgens bei trockenem Wetter die über dem Erdreich stehenden Teile, vor dem Aufblühen. Die Wurzel im September und Oktober ausgraben.

Hirtentäschel (Capsella bursa pastoris)

Das Hirtentäschelkraut wird in Gärten und auf Äckern gewöhnlich als Unkraut angesehen. Doch schon im Mittelalter wußte man, daß seine Heilstoffe Blutungen stillen können. Die Pflanze stammt aus dem Mittelmeergebiet, findet sich heute aber auf allen Kontinenten bis in eine Höhe von 3000 m. Die Pflanze wird bis zu 30 cm groß, besitzt Grundblätter, Stengelblätter und kleine weiße Blüten. Blütezeit ist von April bis September. Die wesentlichen Inhaltsstoffe des Krautes sind Cholin, Acetylcholin, Tyramin und Diosmin. Das Hirtentäschelkraut kann bei Nasenleiden, Verletzungen, gegen Blutspucken und andere innere Blutungen sowie bei Nasenbluten verwendet werden.

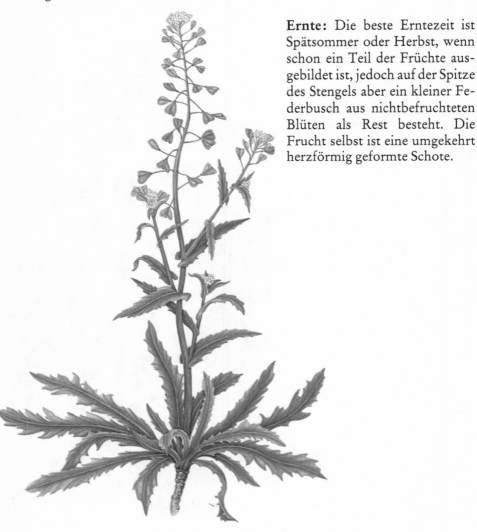

Ernte: Die beste Erntezeit ist Spätsommer oder Herbst, wenn schon ein Teil der Früchte ausgebildet ist, jedoch auf der Spitze des Stengels aber ein kleiner Federbusch aus nichtbefruchteten Blüten als Rest besteht. Die Frucht selbst ist eine umgekehrt herzförmig geformte Schote.

Johanniskraut (Hypericum perforatum)

Dem Johanniskraut werden von alters her viele heilende und übersinnliche Kräfte zugesprochen. Es wird im Volksmund auch Johannisblut, Wund-, Blut- oder Konradskraut genannt. Die bis zu 90 cm hohe Staude trägt gelbe Blüten, die beim Zerdrücken einen roten Saft absondern. Man findet das Johanniskraut auf Äckern sowie an Wald- und Wiesenrändern bis zu 2200 Meter Höhe. Als Heilmittel wird das blühende Kraut verwendet, frisch oder getrocknet. Es hilft als Tee gegen nervöse Beschwerden, Hysterie und unregelmäßige Periode, als Öl wirkt es heilend bei Wunden, Schrunden, Hexenschuß und Sonnenbrand.

Ernte: Es wird in der Blüte-zeit, Juli bis August, einge-sammelt.

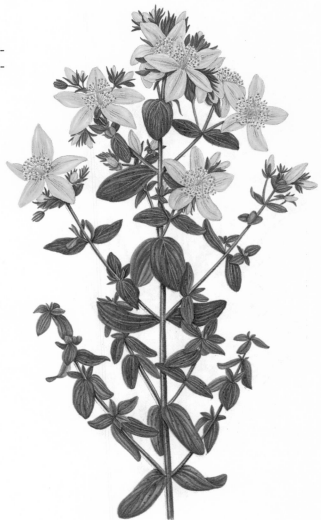

Kamille (Matricaria chamomille)

Vor zwanzig Jahren lächelte man noch über die Lieblingspflanze unserer Großmütter. Heute dagegen weiß man die entzündungshemmenden Substanzen der Kamillenblüten wieder zu schätzen. Größte Bedeutung mißt man ihrem ätherischen Öl bei. Es stellt nicht nur die kleinsten Blutgefäße (die bei einer Entzündung geweitet sind) wieder enger, sondern besitzt auch krampflösende Wirkung. Alle Kranken mit Magenstörungen, Krämpfen, Koliken, Darmbeschwerden sollten die Heilkraft der Kamille mit Aufgüssen, Sitzbädern und durch Einreibungen nutzen. Die Kamille kann erst nach dem Kochen ihre ganze Kraft entfalten, da das inaktive Pro-Azulen C erst bei höheren Temperaturen in das wirksame Azulen umgewandelt wird. Überdosierungen müssen vermieden werden, doch auch bei starken Verdünnungen (0,005 Prozent) werden die Bakterien noch abgetötet.

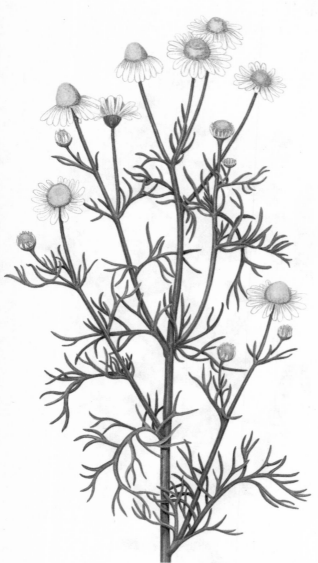

Ernte: Die Kamille, die vor allem an Äckern und Wegrändern wächst, sollte nur bei trokkenem Wetter geerntet und dann rasch, in dünnen Schichten ausgebreitet, getrocknet werden.

Mistel (Viscum album)

Die Mistel ist ein Halbparasit, der im Winter leicht im kahlen Geäst der Bäume zu erkennen ist. Sie bevorzugt Obstbäume als Standort und wächst in manchen Gebieten in großem Ausmaß auf Pappeln. Die Eichenmistel ist aus medizinischer Sicht die wichtigste. Bei allzu starker Dosierung ist die Mistel allerdings giftig. Sie hat dann Sensibilitätsverlust und fortschreitende Lähmung zur Folge. Besonders die Beeren sind gefährlich, weshalb nur die grünen Teile, Blätter und Zweige verwendet werden sollten. Bei richtiger Dosierung ist sie allerdings ein wertvolles Mittel zur Blutdruckregulierung. Darüberhinaus ist sie harntreibend und krampfstillend.

Ernte: Die belaubten Zweige der Mistel gegen Ende des Herbstes pflücken. Vorhandene Beeren sorgfältig entfernen. Das Geerntete im Schatten trocknen lassen, in kleine Stücke brechen und in undurchsichtigen Glasgefäßen aufbewahren.

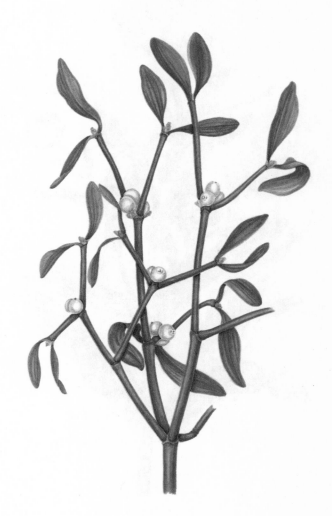

Ringelblume (Calendula officinalis)

Es gibt zwei Arten von Ringelblumen: eine gezüchtete mit doppelten Blüten und eine wilde. Ihre Vorzüge und ihr Aussehen ist gleich. Schon im Mittelalter wurde die Pflanze gegen Darmstörungen und Leberbeschwerden verschrieben. Heute schreibt man dieser Blume mit ihren vollen orangefarbenen Blüten immer noch eine Vielzahl heilsamer Wirkungen zu. Da sie anregend und krampflösend wirkt, verwendet man sie bei Asthma, Husten, Schlaflosigkeit, Herzjagen und Angstzuständen. Auch äußerlich wird die Ringelblume vielfach angewendet. Sie hat vernarbende Eigenschaften bei Quetschungen, Frostbeulen, Ekzemen und Geschwüren. Mit Erfolg wird sie auch bei Entzündungen der Haut und der Schleimhäute eingesetzt. Frauen, die ihre Menstruation regeln wollen, werden von der Ringelblume nicht enttäuscht.

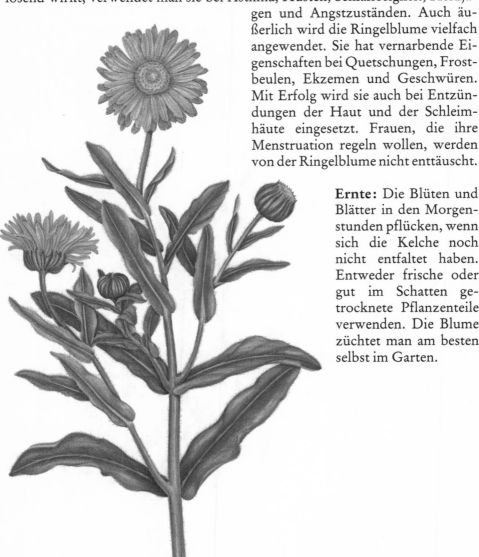

Ernte: Die Blüten und Blätter in den Morgenstunden pflücken, wenn sich die Kelche noch nicht entfaltet haben. Entweder frische oder gut im Schatten getrocknete Pflanzenteile verwenden. Die Blume züchtet man am besten selbst im Garten.

Schöllkraut (Chelidonium majus)

Das Schöllkraut dringt überall vor und entfaltet seine gelappten Blätter mit den vier Blütenblättern. Wenn man den Stengel abbricht, tropft ein orangefarbener Saft heraus; Vorsicht, dieser Saft ist giftig, ebenso die Wurzel. Deshalb soll das Schöllkraut nur äußerlich angewendet werden. So wirkt die Pflanze harntreibend und abführend. Sie ist deshalb bei Gicht und Rheuma sehr zu empfehlen. Sie ist ein Spezialmittel gegen Gelbsucht oder andere Entzündungen der Leber. Auch Verschleimungen der Gallenwege werden durch Schöllkraut geheilt, ebenso Angstzustände. Weiters wirkt es beruhigend, schlaffördernd und krampflösend. Doch Heilerfolge gibt es auch auf anderen Gebieten. So verschwinden Flechten, Warzen und Hühneraugen.

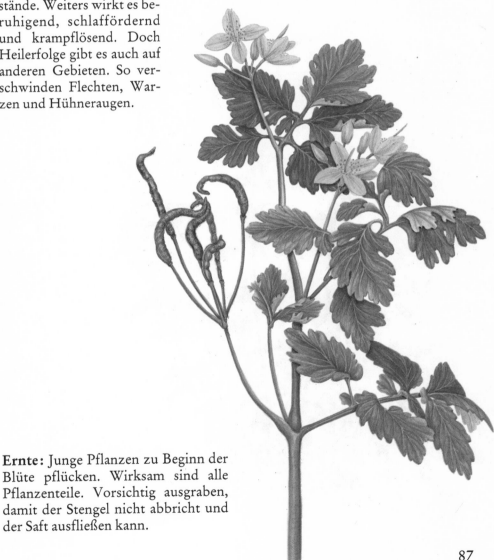

Ernte: Junge Pflanzen zu Beginn der Blüte pflücken. Wirksam sind alle Pflanzenteile. Vorsichtig ausgraben, damit der Stengel nicht abbricht und der Saft ausfließen kann.

87

Thymian (Thymus serpyllum)

Der Thymian gehört zur Familie der Lippenblütler und kommt bei uns an sonnigen Waldrändern vor. Der kleine Halbstrauch blüht von Juni bis September und verbreitet einen starken aromatischen Duft. Zu Heilzwecken verwendet man das ganze blühende Kraut über der Erde, davon bevorzugt die obersten blühenden Triebe. Das ätherische Öl, das der Thymian beinhaltet, wirkt krampflösend und desinfizierend. Er wird deswegen oft bei Erkrankungen der Atemwege eingesetzt. Fälle von Asthma und Bronchitis können damit gelindert werden. Außerdem belebt Thymian den Verdauungsapparat und regt den Appetit an, daher seine Beliebtheit als Gewürz. Vor einer Überdosis sollte man sich deshalb hüten!

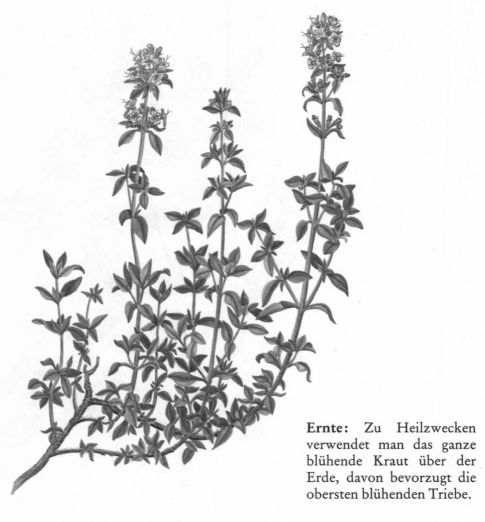

Ernte: Zu Heilzwecken verwendet man das ganze blühende Kraut über der Erde, davon bevorzugt die obersten blühenden Triebe.

Kleinblütiges Weidenröschen (Epilobium parviflorum)

Erst in der letzten Zeit hat das Kleinblütige Weidenröschen als Arzneipflanze wieder Bedeutung erlangt. Die Pflanze gehört zur Familie der Nachtkerzengewächse. Sie wird bis zu 80 cm hoch, hat lanzenähnliche Blätter und kleine hellviolette oder blaßrosafarbene Blüten. Das Kleinblütige Weidenröschen wächst in Röhrichten, an Bach- und Flußufern sowie an Gräben. Der Tee dieser Heilpflanze lindert vor allem Prostatabeschwerden. Eine andere Wirkung hat das Waldweidenröschen (Großblütiges Weidenröschen), dessen Kraut gut gegen Kopfschmerzen, Migräne, Schlafstörungen und Frühjahrsmüdigkeit ist.

Ernte: Die oberen Teile der blühenden Pflanzen werden in den Monaten Juni bis September abgeschnitten und an schattigen, gut belüfteten Plätzen getrocknet.

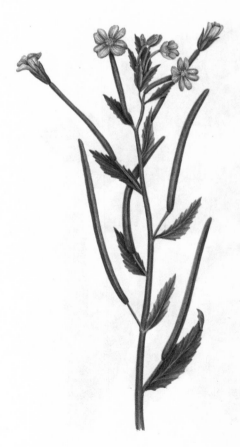

Wiesenbärenklau (Heracleum sphondylium)

Der Wiesenbärenklau mit seinen großen weißen Blütendolden und den lappigen, dicken und behaarten Blättern ist eine weitverbreitete und wohlbekannte Pflanze auf unseren Wiesen. Er gehört zur Familie der Doldengewächse und schmückt mit seinem großen Verwandten, dem Riesen-Bärenklau, auch viele Parkanlagen. Man findet den Wiesenbärenklau häufig auf fetten Wiesen, an Wegrändern, in Uferstaudenfluren, Gräben, Gebüschen oder Auwäldern, auf frischen und nährstoffreichen Böden. Der Pflanze wird eine anregende, blutdrucksenkende und verdauungsfördernde Wirkung zugeschrieben. Sie eignet sich, sofern sie noch jung und frisch ist, auch gut als Wildgemüse. Manche Menschen sind gegen Bärenklau allergisch und entwickeln – vor allem bei zu starker Sonneneinstrahlung – Hautausschläge. Das liegt an den im Bärenklau enthaltenen Furocumarinen.

Ernte: Die jungen Blätter und Sprossen werden von April bis Oktober gesammelt.

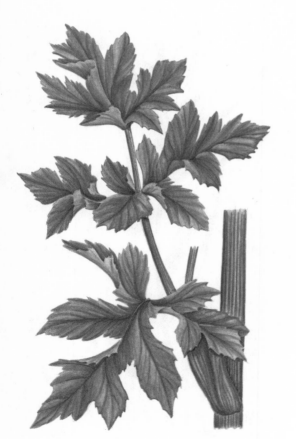

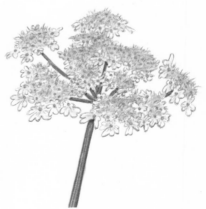

Wiesengeißbart (Filipendula ulmaria)

Der Wiesengeißbart ist auch unter den Namen Spierstrauch, Rüsterstaude oder Wiesenkönigin bekannt. Die ausdauernde Staude, die bis zu einem Meter hoch werden kann, ist oft rot überlaufen. Die Blätter sind unterbrochen gefiedert, dabei wechseln große und kleine Fiederblättchen miteinander ab. Die zahlreichen weißen Blüten stehen doldenförmig am Stengelende. Der Tee wird gegen Rheuma und Gicht verwendet und wirkt durch seine leicht harntreibende Wirkung auch blutreinigend. Bei einer Überdosierung kann es zu Magenbeschwerden und Übelkeit kommen. Den Wiesengeißbart findet man an Gräben und Bachufern. Er liebt moorige, feuchte Wiesen, auf denen er leicht zu erkennen ist. Seine Blütentriebe, die von Juni bis August weiß aufleuchten, überragen stets das Gras.

Ernte: Die oberen Teile der Pflanze werden gesammelt, wenn sie voll erblüht ist. Die Temperatur beim Trocknen sollte 40 Grad C nicht übersteigen.

Zinnkraut (Equisetum arvense)

Diese Pflanze, auch Ackerschachtelhalm oder Katzenschwanz genannt, treibt aus einem dünnen Wurzelstock im Frühjahr zuerst einen graubraunen Fruchttrieb; der unfruchtbare grüne Trieb erscheint später und gleicht einem Miniaturtannenbaum. Für Heilzwecke wird nur der getrocknete, grüne Trieb verwendet. Das Zinnkraut wirkt harntreibend und blutstillend. Es festigt außerdem das Lungengewebe und wirkt heilungsfördernd auf schlecht heilende Wunden. Gesammelt wird es am besten im Sommer.

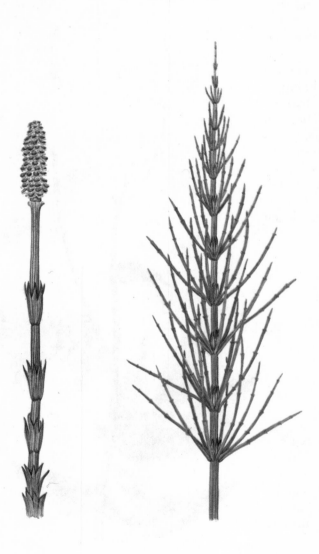

Nachruf auf Maria Treben

Ihr Leben

Maria Treben, geborene Günzel, wurde am 27. September 1907 in Saaz im ehemaligen Sudetengau geboren. Sie war die mittlere von drei Schwestern. Ihr Vater besaß eine Buchdruckerei, die Mutter war Hausfrau. Im Alter von 10 Jahren verlor sie ihren Vater bei einem tragischen Unfall. Zwei Jahre später übersiedelte die Mutter mit den drei Töchtern nach Prag. Maria Treben besuchte das Lyzeum und fand nach Abschluß in der Redaktion des „Prager Tagblattes" eine Anstellung. Ihr Beruf füllte sie vollends aus, denn nebenbei arbeitete sie auch für Max Brod. Nach 14 Berufsjahren heiratete sie Ernst Gottfried Treben, der Ingenieur der Oberösterreichischen Kraftwerke AG war, und blieb bis an ihr Lebensende Hausfrau. Da ihr Mann ein Böhmerwäldler war, zog das junge Paar nach Kaplitz in sein Elternhaus. Einige Jahre später erblickte der einzige Sohn Kurt Dieter das Licht der Welt.

Ende 1945 wurde die Familie Treben ausgesiedelt. Ernst Treben wurde inhaftiert. Seine Frau verbrachte mit dem kleinen Sohn die nächsten zwei Jahre in mehreren deutschen Lagern. Als die Trebens wiedervereint wurden, fanden sie in Österreich ein neues Zuhause. Ein paar Jahre lebten sie im Mühlviertel (Oberösterreich), bis sie sich 1951 in Grieskirchen niederließen, da Ernst Treben als Rayonsleiter der Oberösterreichischen Kraftwerke AG dorthin berufen wurde. In Grieskirchen wurde die Familie seßhaft und baute ein Haus, in dem Ernst und Maria gemeinsam ihren Lebensabend verbrachten.

Kräuter – Maria Trebens Bestimmung

Maria Treben war von Kindheit auf sehr mit der Natur verbunden. Ihre Mutter, eine begeisterte Kneipp-Anhängerin, war darauf bedacht, ihren Kindern eine Empfindsamkeit der Natur und den Pflanzen gegenüber zu vermitteln. Schon als junges Mädchen sammelte Maria Treben erste Erfahrungen mit Hausmitteln, doch erst die Begegnung mit dem Biologen Richard Willfort gab ihrem Leben eine unverhoffte Wende. Dieser öffnete ihr die Augen für die Wirksamkeit der ihr bekannten Pflanzen. In langen Spaziergängen weckte er ihr Interesse für die Heilkräuter und gab sein umfangreiches Wissen an sie weiter. Sie begann mit alten Menschen aus der Landbevölkerung Erfahrungen auszutauschen, las alte Handschriften und Kräuterbücher und wuchs so allmählich in die Heilkräutermaterie hinein. Sie probierte die alten Rezepte, begann für den Hausgebrauch Kräuter zu sammeln, setzte ihre ersten Essenzen an und lernte die Wirksamkeit der Heilkräuter kennen. Von einer Bekannten bekam sie eine Abschrift einer alten Handschrift über Schwedenkräuter in die Hände. Diese war von einem schwedischen Arzt abgefaßt und beinhaltete ein Rezept zur Herstellung eines Kräuterextraktes. Sie las diese Abschrift mit großer Begeisterung und setzte die dafür notwendigen Kräuter wie beschrieben an.

Bald darauf traf sie eine Bäuerin, die über furchtbare Kopfschmerzen klagte. Maria Treben gab ihr von ihren Schwedenkräutern und riet ihr, sich damit einen Umschlag auf die Stirn zu machen. Am nächsten Tag als sie sich nach dem Befinden der Bäuerin erkundigte, waren die Kopfschmerzen wie weggeblasen. Nun begann sie die Tragweite der heilenden Wirkung der Schwedenkräuter zu ahnen, und fortan waren sie ihr ständiger Begleiter in ihrem Leben, und durften auch auf ihren vielen Vortragsreisen nicht fehlen.

Maria Treben hat ihr gesamtes Wissen in dem Buch „Gesundheit aus der Apotheke Gottes" zusammengefaßt. Dieses Werk wurde laufend ergänzt und auf den neuesten Stand gebracht. Sehr beliebt ist auch das Buch „Heilerfolge" in dem sie über die aktuellen Erfolge bei den Anwendungen mit den von ihr empfohlenen Heilkräuter berichtet.

Die Vorträge

Ihren ersten Vortrag hielt Maria Treben in Bad Mühllacken während einer Kneipp-Kur. Es war ein voller Erfolg. Dort lernte sie einen Geistlichen kennen, der sie überredete, in einer kirchlichen Zeitung ihr Wissen über Kräuter und deren Anwendung zu schreiben. Durch diese Veröffentlichung häuften sich Anrufe und auch Briefe. Sie erhielt Einladungen zu Vorträgen in ganz Österreich.

1977 erfolgte die erste Einladung ins Ausland. Oft füllten bis zu dreitausend Menschen den Saal in dem Maria Treben ihre Vorträge – immer unentgeltlich – hielt. 1984 folgte sie sogar einer Einladung zu einer Vortragsreise nach Amerika. Auch dort waren ihre Vorträge ein voller Erfolg.

Das Ende

Nach einem Leben voll Liebe und gegenseitigem Verständnis traf es Maria Treben sehr hart, als 1988 ihr Mann völlig unerwartet starb. Von da an hatte sie keinen so rechten Lebensmut mehr. Sie folgte ihm drei Jahre später am 26. Juli 1991 – fast auf den gleichen Tag.